新編
5分でできる口腔ケア

介護のための普及型口腔ケアシステム

編著／角 保徳

医歯薬出版株式会社

執筆者一覧（執筆順，敬称略）

角　　保徳：国立長寿医療研究センター歯科口腔先進医療開発センター元センター長
　　　　　　東京科学大学非常勤講師
　　　　　　松本歯科大学客員教授
　　　　　　岩手医科大学客員教授

渡邊　　裕：北海道大学大学院歯学研究院口腔健康科学分野高齢者歯科学教室准教授

外木　守雄：日本大学歯学部口腔外科学第Ⅰ講座特任教授

岩渕　博史：国際医療福祉大学病院教授，歯科口腔外科部長

This book is a originally published in Japanese
under the title of：

SHINPEN GOFUN-DE DEKIRU KOKUKEA
－KAIGONOTAME-NO FUKYUGATA KOKUKEA-SHISUTEMU
（New Edition Only 5 minutes'"Oral Care System"
　－Systematic oral care program for all nurse's and carer's skill up－）

Editor
SUMI, Yasunori
　Former Director of the Center
　Center of Advanced Medicine for Dental and Oral Diseases National Center for Geriatrics and Gerontology

ⓒ2012　1st ed.

ISHIYAKU PUBLISHERS, INC.
　7-10, Honkomagome 1 chome, Bunkyo-ku,
　Tokyo 113-8612, Japan

はじめに

　わが国は世界に類をみない超高齢社会を迎えており，高齢化の進展，疾病構造の変化，医療技術の進歩，国民の価値観の多様化などにより，医療・介護に求められるものは高度化・多様化しています．超高齢社会を迎え，QOLの視点から高齢者の口腔機能の維持・向上が重要になり，口腔ケアは単にう蝕や歯周病などの口腔疾患の予防的手段ではなく，全身疾患の改善や健康増進のための一環と考えられるようになってきました．このような背景のもと，病院，施設，看護・介護の現場では口腔ケアはたいへん重要視されています．口腔ケアを必要な行為として位置づけ，普及させていくことが看護師や介護者に求められています．

　要介護高齢者の全身状態や口腔内の状態は千差万別で，口腔ケアには困難を伴います．要介護高齢者の口腔ケアは，歯科医師・歯科衛生士が専門的口腔ケアを行うことが望ましいといわれてきました．しかし，現実には多くの看護・介護の現場では看護師や介護者などが全身的なケアに加え，口腔ケアにも関与しているのが現状です．看護・介護の現場でも，口腔ケアを必要とする患者の増加，チームアプローチの中での歯科医師・歯科衛生士による専門的口腔ケアとの連携の必要性などの構造変化が現れています．

　筆者が口腔ケアを始めて約20年が経ちます．当初は診療報酬や介護報酬もない状態でなかなか周囲の理解が得られませんでしたが，こうした構造変化の趨勢のなかで，最近では病院や看護・介護の現場で口腔ケアの普及が進み，平成22年にみられたような訪問歯科衛生指導料の診療報酬上の評価，あるいは平成24年には周術期に限定されているとはいえ，病院での口腔ケアが診療報酬で評価されたことは大変嬉しいことです．

　本書は，2004年に発行した「5分でできる　口腔ケア　介護のための普及型口腔ケアシステム」以降，現在までの取り組みをまとめる発展版として，新たに伝えたい考え方や実践例を加筆したものです．また，本書は2012年に発行した『歯科医師・歯科衛生士のための専門的な口腔ケア～超高齢社会で求められる全身と口腔への視点・知識～』との2部作です．『歯科医師・歯科衛生士のための専門的な口腔ケア～超高齢社会で求められる全身と口腔への視点・知識～』は歯科医師・歯科衛生士向けの専門的口腔ケアの書籍として，本書は看護師や介護者向けの普及型口腔ケアの書籍として，あわせてご覧いただければと思います．この2冊の書籍をご活用いただき，口腔ケアの普及に少しでも貢献できればと考えています．日々現場でご活躍されている皆様のご参考になれば幸いです．

　2012年9月

角　保徳

新編 5分でできる口腔ケア - 介護のための普及型口腔ケアシステム -

実践編

口腔ケアシステムの実践 （角　保徳）……………………………………2

基礎編

口腔ケアはなぜ行わなくてはならないの？ （角　保徳）………………28
　1．加速する高齢社会と要介護高齢者数 /28
　2．要介護高齢者の口腔の現状 /28
　3．口腔と全身の健康 /32
　4．口の状況からみた口腔ケアの必要性 /32
　5．機能回復を目指す口腔ケア /34
　6．中高年者の口腔ケアの実践 /34
　7．口腔ケアの効果 /35

口腔ケアをとり巻く社会的現状と問題点 （角　保徳）………………38
　1．要介護高齢者の口腔自立度 /38
　2．口腔ケアの普及状況 /39
　3．口腔ケアが普及しない原因 /42
　4．介護保険における口腔ケアの位置づけ /43
　5．介護者・看護師の口腔ケアの認識と現状 /43
　6．在宅介護者の口腔ケアの認識 /46

口腔ケアを行うために必要な基礎知識 （角　保徳）…………………48
　1．全身状態の確認 /48
　2．口腔ケアに影響を与える全身疾患 /50
　3．口腔ケアに必要な情報収集の手順 /57
　4．口腔内の状況の把握 /58
　5．口腔ケアを行うときの体位 /63
　6．口腔ケア実施上の心理的な注意事項 /64
　7．口腔ケアを実践するときのその他の注意点 /65
　8．口腔ケアの後処理・口腔ケア用品の消毒，取り扱い /66
　9．口腔ケア用品 /67

認知症の患者さんに対する口腔ケア（渡邊　裕）……………………………70
1. 認知症とは /70
2. 口腔ケア時の問題点 /71
3. 口腔ケアに際して注意すること /72

周術期における口腔ケア（渡邊　裕）……………………………………………74
1. 周術期における口腔ケアの必要性 /74
2. 人工呼吸器関連肺炎と術前からの口腔ケア介入 /75
3. 症　例 /76

がんの患者さんに対する口腔ケア（渡邊　裕）…………………………………78
1. がん治療における口腔に関連した合併症について /78
2. がん治療における口腔の健康維持の重要性について /80
3. がん治療における口腔ケアの実際 /80

終末期（緩和ケア）の口腔ケア（渡邊　裕）……………………………………86
1. がん終末期 /86
2. がん以外の終末期 /90

人工呼吸管理中の患者さんに対する口腔ケア（外木守雄，渡邊　裕）…………94
1. 気管挿管中の口腔の状態 /94
2. 人工呼吸器関連性肺炎 /94
3. 気管挿管患者に対する口腔ケアの実際 /95

歯科医師・歯科衛生士が行う専門的口腔ケアとはどんなもの？（角　保徳）…100
1. 専門的口腔ケアと普及型口腔ケアの関係 /100
2. 専門的口腔ケアの定義 /100
3. 段階的な口腔管理法 /101
4. 専門的口腔ケアでは何をする？ /103
5. 専門的口腔ケアの効果 /114

コラム
- 国立病院機構口腔ケアマニュアルにおける"口腔ケアシステム"の導入（岩渕　博史）/115
- 口腔ケアを含めた退院（在宅）支援への取り組み（渡邊　裕）/118
- インプラントと要介護高齢者の口腔について（渡邊　裕）/121
- 咽頭および気管内吸引について（制度と実際の吸引方法，注意点について）（渡邊　裕）/124

索　引 /129

実践編

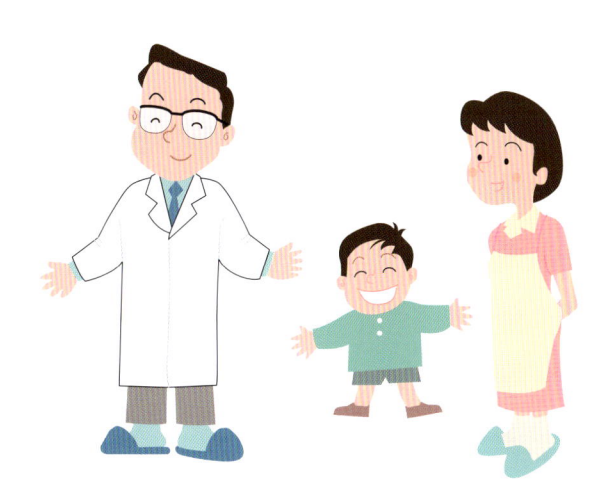

口腔ケア
システムの実践

これが口腔ケアシステムです！
（角ほか，2002.[1]，Y. Sumi, et al., 2002.[2]）

1 口腔ケアスポンジ：1分

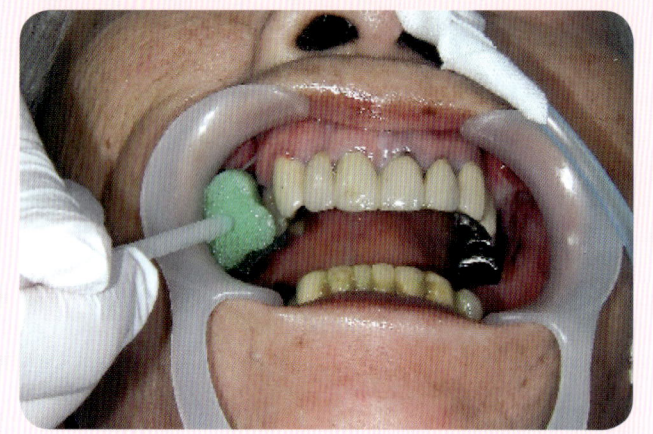

口腔粘膜，歯ぐきのバイオフィルを破壊し，細菌を遊離させます

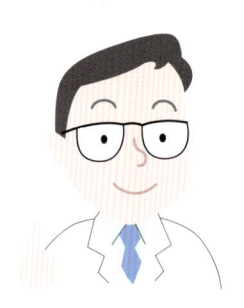

2 舌ブラシ：30秒

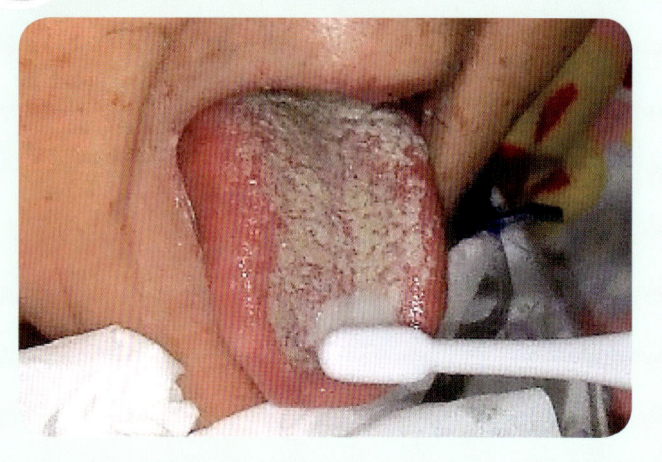

舌苔を除去し，細菌を遊離させるんですね

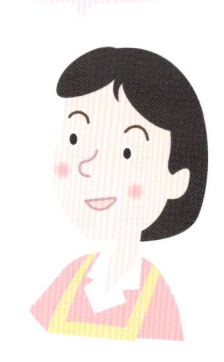

③ 電動歯ブラシ：2.5分

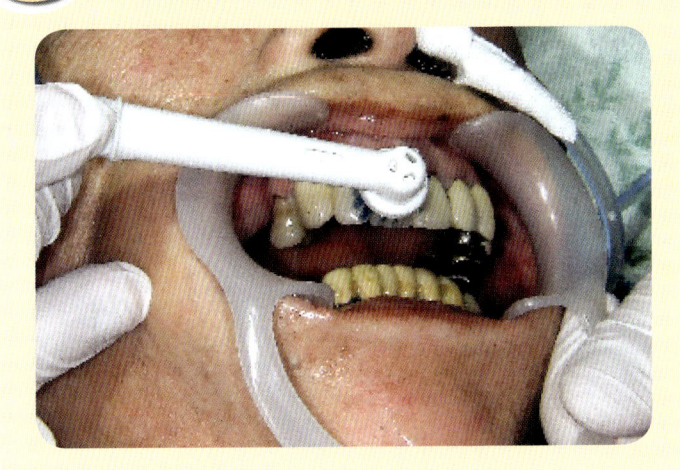

歯面のバイオフィルムを破壊し，細菌を遊離させます

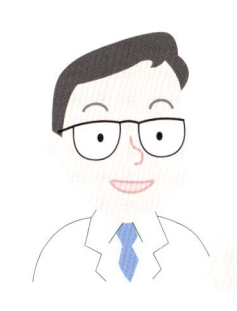

④ うがい：1分

最後に，うがいで遊離した細菌を口腔外に排出します

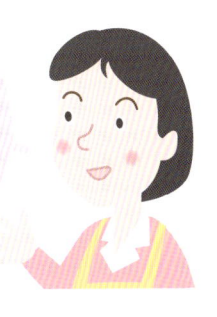

　口腔ケアは，生活援助としてのケアであるばかりではなく，誤嚥性（ごえんせい）肺炎の予防や栄養状態の維持など全身的健康の維持・増進にも直結します．しかし，多忙な介護・看護現場ではなかなか実践できなかったり，実践できたとしても負担になってしまうことがあるのではないでしょうか．そこで，本章で紹介する口腔ケアシステム（①〜④）が有効です．本システムは，簡易で有効な口腔ケアを普及させるため，誰にでもできるようにシステム化した手法として開発したもので，確かな評価方法によりその有効性が確認されています．標準化・システム化することで，要介護者に対し簡単かつ確実な口腔ケアを提供できると同時に，看護師や介護者の負担を軽減することが可能です．

口腔ケアシステムの実践

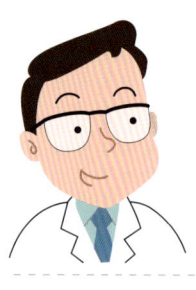

口腔ケアの分類

　口腔ケアシステムの紹介に先立ち，まず，口腔ケアの分類をしてみましょう．

　筆者は，口腔ケアは大きくわけて専門的口腔ケア（Professional Oral Health Care）とシステム化した口腔ケア（普及型口腔ケア）に分類されると考えています（**表1**）．

　従来より，要介護高齢者の口腔ケアは口腔の専門家である歯科医師もしくは歯科衛生士が，口腔内を診査したうえで各個人に適したオーダーメイドの口腔ケアを行うことが望ましいと考えられてきました．ここでは，それを専門的口腔ケアと名づけ，詳細はp.100以降で説明します．

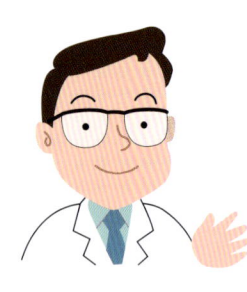

> では，システム化した口腔ケア（普及型口腔ケア）とはどのようなものなのですか？

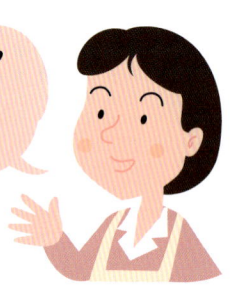

　システム化した口腔ケアとは，専門的口腔ケアに対する概念であり，自分で口腔清掃が困難な要介護高齢者に対して，一般の介護者が行う簡単かつ，安全で効果的な標準化された口腔ケア法と定義づけることができます．施設，在宅介護現場あるいは看護現場の口腔ケアを，歯科医師，歯科衛生士のみで行うことは，人員的にもコストの面からも不可能です．しかし，看護師・介護者の時間的制約，他人の歯を清掃することの心理的障壁，技術的困難さ，要介護高齢者の協力が得られないこと，および口腔保健の知識の欠如により，介護者・看護師が口腔ケアを適切に行うことは困難です．口腔ケアシステムは，そのような現状を改善すべく開発されたものです．

表1　口腔ケアの分類　（角，2003.[3] より改変）

	専門的口腔ケア	普及型口腔ケア
施術者	歯科医師，歯科衛生士	看護師・介護者
使用器具	多種多様な口腔ケア用品（歯間ブラシ，フロスなど専門的なもの）	わずかな数のシンプルな口腔ケア用品
使用技術	高度な知識と技術	マニュアル化された単純な技術
普遍性，普及性	小さい	大きい

口腔ケアシステム開発の背景

　健康な方の口腔の健康維持は，日々のブラッシングなどの自己管理が中心になります．しかし，在宅，施設，病院で療養生活を送る要介護高齢者の多くは，ご自身で口腔管理が十分に行えないので，看護師や介護者による援助が必要になります．

　要介護高齢者の口腔ケアといっても，そうした方々一人ひとりに個性があり，生活環境が違うように，口腔内の状態も千差万別です．また，脳血管障害，認知症などにより精神的身体的機能が低下している場合には口腔ケアが困難なことが多く，口腔清掃を的確に行うには，蓄積された経験にもとづいた種々の工夫が必要です．

　先述のとおり，本来，こうした方々の口腔ケアは，歯科医師ならびに歯科衛生士が専門的口腔ケアを行うことが望ましいといわれてきました．しかし，現実には多くの看護・介護の現場では看護師や介護者などが全身的なケアに加え，口腔ケアにも関与しているのが現状です．

　けれども，他人の口のなかを清潔にすることは，介護のなかでも難しい技術の一つと考えられているにもかかわらず，口腔ケアの実際の方法について，看護師や介護者に対し必ずしも十分な教育が行われているとはいえません．口腔内の清掃法についてもそれぞれの現場で経験的に，あるいは慣例的に行われているのみで，系統だった方法が普及しているとはいえないのです．今でも看護師や介護者が行う口腔ケアは，しばしば口腔清拭にとどまっていることがあるようです．口腔を良好な状態に保ち，QOLを向上させるために，エビデンスにもとづいたより科学的な口腔ケア，しかも，自分自身で口腔清掃が困難な要介護高齢者に対して，一般の介護者が簡単に行え安全かつ効果的な口腔ケア方法の開発と普及は重要な課題となっています．

　そこで筆者は，厚生労働科学研究費補助金（長寿科学総合研究事業）にて標準化された口腔ケア方法として口腔ケアシステムを開発しました．このシステムを普及させることで，要介護高齢者に簡単で確実な口腔管理を提供することができるようになりました．

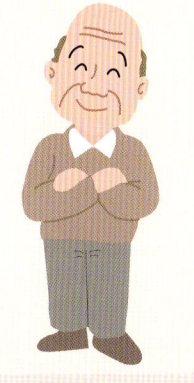

口腔ケアシステムの実践

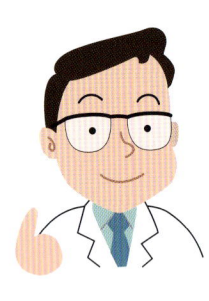

基本コンセプト [1,2]

さて，では普及型口腔ケアとして開発した口腔ケアシステムは，具体的にどのように行っていけばよいのでしょう．そこでまず，口腔ケアシステムの基本コンセプトを説明します．これは，以下の7点があげられます．

1 簡単
誰でも短時間でできる

2 安全
誤嚥などの危険が少ない

3 省力
介護負担の軽減

4 有効
確実な効果

5 普遍性
誰が行っても同様の有効性

6 経済性
誰でも実施できる費用

7 1口腔単位
口全体をきれいにする

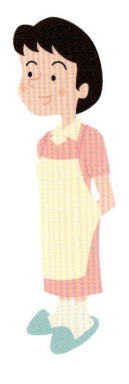

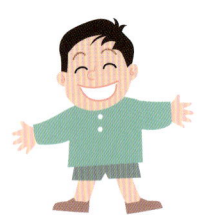

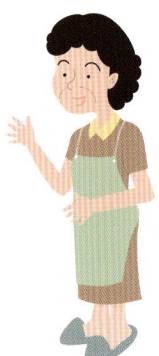

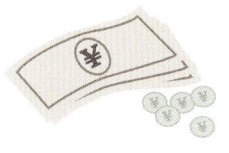

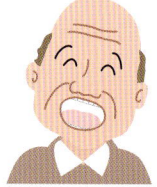

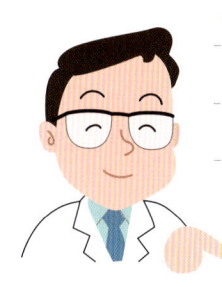

手順

口腔ケアシステムを実際に行うときの手順は以下のとおりです．

口腔ケアシステムの手順

1. 器具の準備（図1）
    - 電動歯ブラシ
    - 口腔ケア用スポンジ
    - 軟毛歯ブラシ（舌清掃用）
    - イソジンうがい液
    - 給水器やうがい用ガーグルベースンなど
    - エプロン，タオル
2. 要介護者の体位をとる
    体位については，p.63を参照して下さい．
3. 口腔ケアシステム（p.2，3参照）の実施
4. 要介護者をもとの体位に戻す
5. あと片づけ

これだけでOK!

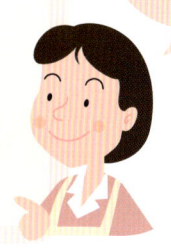

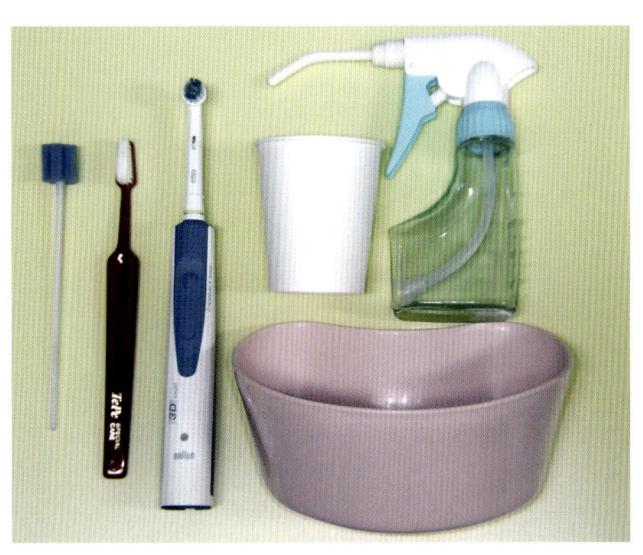

図1　口腔ケアシステムに必要な器具一式

口腔ケアシステムの実践

要介護高齢者の口腔ケア

　要介護高齢者の口腔ケアは，歯・歯ぐきだけでなく粘膜や舌などの軟組織などを含む口腔全体をみていくことが重要になります．口腔ケアシステムでは，歯のみでなく歯ぐき，舌，口蓋（こうがい），粘膜等に付着した細菌すべてを対象として1口腔単位のケアを行うことが可能となりました．すなわち，口腔ケアシステムでは口腔を口蓋，歯肉粘膜，舌表面および歯面に分割し，それぞれに対して適切な清掃方法を採用しました．

なるほど！コンセプトの
1口腔単位というのは
そういうことなのですね．

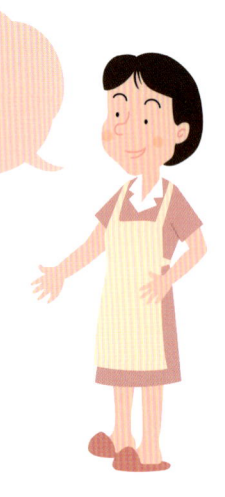

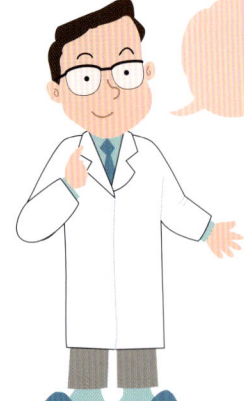

そうですね

　では，口腔ケアシステムのコンセプトがわかったところで，次からは実際にどのように実施していくのかということを説明していきたいと思います．まず，実際に，看護・介護の現場で行われる口腔ケアシステムの要点を提示します．

要介護高齢者に

　要介護高齢者に，座位にて1日1回の口腔ケアを1回5分間で行います（p.2, 3参照）.

1：うがい薬を浸漬した口腔ケア用スポンジで口腔粘膜を清掃する（1分）
2：軟毛歯ブラシで舌の奥から手前へ10回軽く擦り，舌苔を擦りとる（30秒）
3：電動歯ブラシにて歯面清掃．粘膜も必要に応じて清掃する（2.5分）
4：うがい薬による口洗（1分）

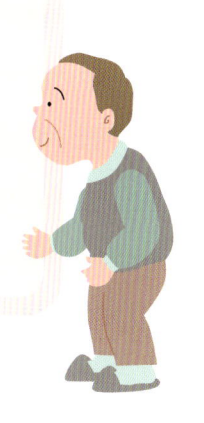

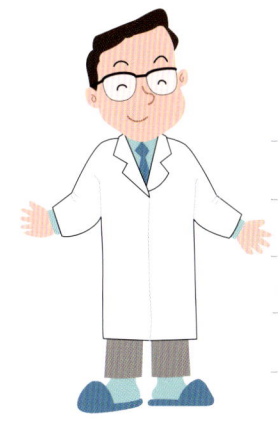

　このように非常に単純化されています．多忙な看護・介護の現場では，1日1回5分が毎日口腔ケアを継続的に行える時間の限度と考えられます．では，以下にそれぞれの項目について詳述していきたいと思います．

1）うがい薬を浸漬した口腔ケアスポンジで口腔粘膜を清掃する（1分）

　まず，口のなかの粘膜（頰粘膜，歯肉粘膜，口蓋〈p.59の図10参照〉粘膜）に付着した食物残渣（食べかす）や歯垢の除去を行います．口腔粘膜清掃は軟らかいスポンジで作成されている口腔ケアスポンジ（オーラルプラス：和光堂，ハミングッド：モルテン，エラック スポンジブラシ：ライオン歯科材）を用いて拭き取ります（**図2, 3**）．口腔ケアスポンジは，従来，看護の現場で

口腔ケアシステムの実践

用いられた綿棒に比べ清掃効果は高いといえます．

口腔ケアスポンジは，方向性を気にすることなく楽に使えて，粘膜を傷つける危険性が低いという長所があり，広く使用されています．スポンジに付着した汚れをコップに入れたうがい薬などで洗い落としながら使用しますが，粘膜上で回転させながら使用すると，より有効な口腔清掃を行うことができます．これを用いることで，痛みや傷害を与えずに，歯ぐきや粘膜の清掃，マッサージ効果やリハビリテーション効果のあるケアを行うことができます．ほとんどの高齢者は口腔粘膜が菲薄化しているため，損傷を受けやすいので，口腔ケアスポンジは必ず濡らして粘膜面を傷めない強さで清掃しましょう．乾燥したままで拭き取ると，粘膜に傷がつくことがありますので，水分を十分に吸収させてから行うようにしてください．口腔ケア時に力を入れすぎることも多くあるため，力の加え

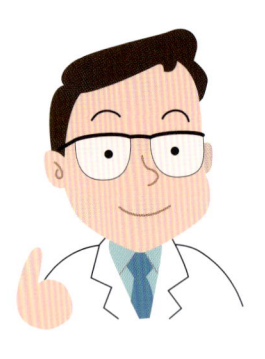

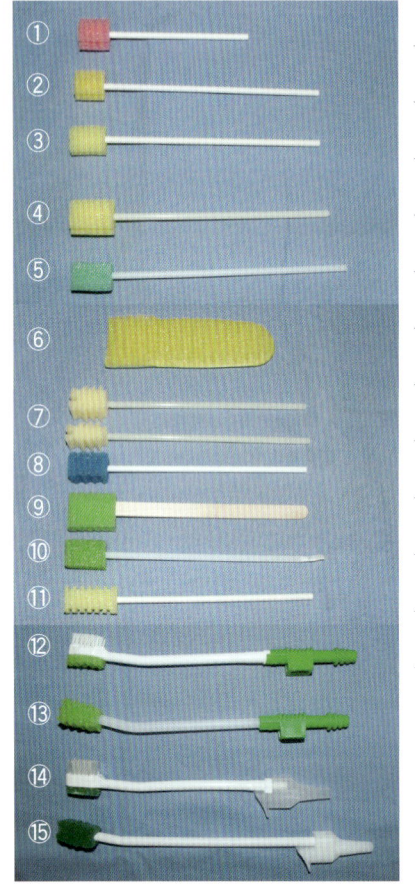

図2　口腔ケア用各種口腔ケアスポンジ
（角，2009.[4]）
柄がプラスチックのほうが長持ちしますが，要介護高齢者では口腔粘膜が脆弱になっているので，傷を付けないよう注意が必要です．⑫以降のように吸引装置に接続できるものも市販されています．

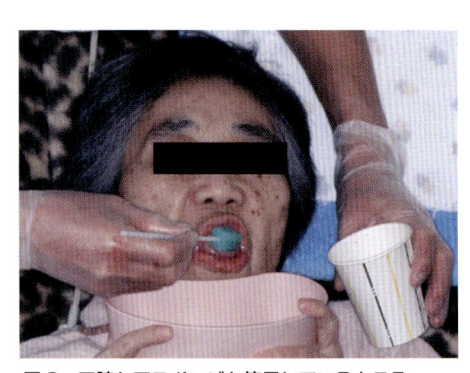

図3　口腔ケアスポンジを使用しているところ

方には注意が必要です．

　また，頰粘膜，歯肉粘膜，口蓋粘膜は，順番を決めて行うようにすると，取りこぼしなく口のなか全体を効率よく清掃できます．基本的にはディスポーザブルですが，同一の方に用いる前提であれば洗浄や消毒により数回は使用可能です（各自の責任において再使用して下さい）．また，まれですが先端のスポンジがはずれること

Q 口のなかの粘膜・歯ぐきが弱い場合の口腔ケアの留意点を教えてください（図4）．

A 手順を踏んで口腔ケアを行います．

1：歯ぐきが赤く炎症を起こしている場合や，口のなかの粘膜が乾燥している場合には，まず口のなかを拭くことからはじめてください．市販されている口腔ケアスポンジを使います．
2：歯ぐきの炎症が治まってきたら，毛の軟らかい歯ブラシから使い始めましょう．潰瘍がある部位は，直接歯ブラシの毛先が当たらないようにします．
3：歯ぐきの炎症が改善したら，ふつうの硬さにかえます．

　TePe スペシャルケア（レッド）（クロスフィールド）など，最近特に毛先の軟らかい要介護高齢者用の歯ブラシが市販されていますので，それらを使用してみるのもよいでしょう．

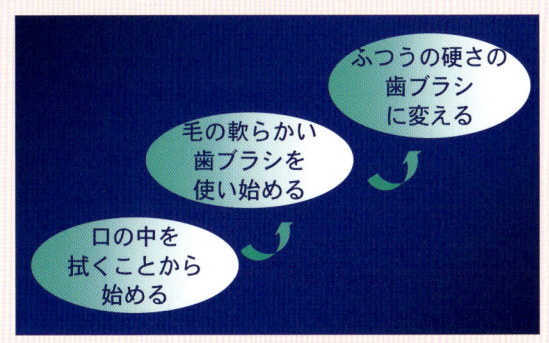

図4　口のなかの粘膜・歯ぐきが弱い場合の口腔ケアの留意点

口腔ケアシステムの実践

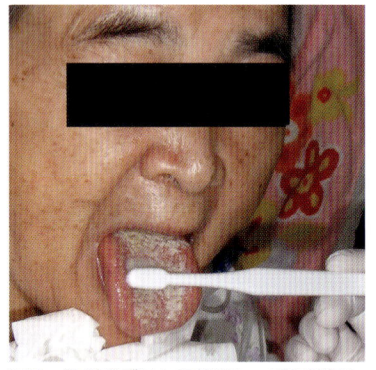

図5 軟毛歯ブラシを使用し，舌を清掃しているところ

があるので，口のなかに残したり気道に詰まらせないように注意しましょう．

口腔ケアスポンジは軟組織の食物残渣除去などの清掃には効果があるものの，歯面の歯垢の除去効果は少なく，これを除去するには歯ブラシが必要です．

2) 舌ブラシで舌の奥から手前へ10回軽く擦り，舌苔を擦りとる（30秒）（図5）

要介護高齢者では舌苔（p.60参照）を認めることが多く，これが細菌の温床となっています．また，口臭の原因物質は，この舌苔から発生することが多いといわれています．そのため，忘れられがちですが，舌の清掃も怠ってはなりません．軟毛歯ブラシ（TePe スペシャルケア）（クロスフィールドなど）を用いて，舌を傷つけないように行いましょう．また，安価で簡単に行える専用の器具（舌ブラシ）も市販されており（図6），歯ブラシよりも効果的に清掃できます（舌を傷つけないように注意しましょう）．

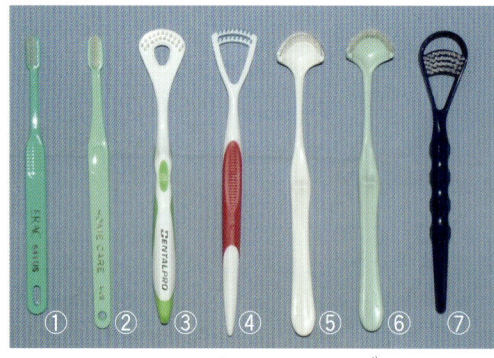

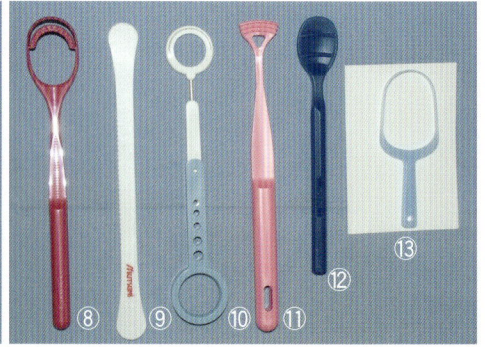

図6 口腔ケア用各社舌ブラシ（角，2009.[4])
①ERAC エラック541（ライオン歯科材）②ホームケア（永山）③デンタルプロ 舌ブラシ（ジャックス）④TONGUE CLEANER（Buttler）⑤フレッシュメイト ソフト（デントケア）⑥舌フレッシュ（GC）⑦Tongue-Clin De Luxe（Hager & Werken）⑧Breath Wand（Oolitt）⑨舌クリーン（睦化学工業）⑩M-care 舌クリーナー（マインドアップ）⑪舌苔トル（オーラルケア）⑫タングッド（モルテン）⑬クリーンタング（ユニロック）

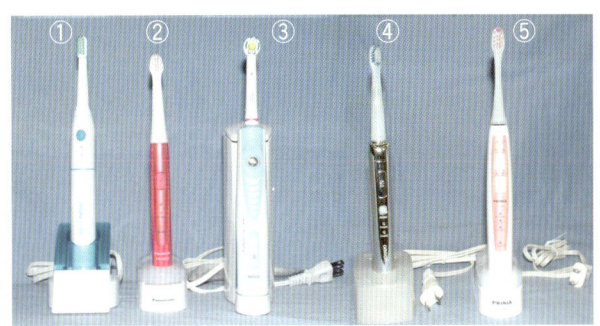

図7　各種電動歯ブラシ
（角，2009.[4]）

　舌を清掃する場合は，舌尖部をガーゼで把持し，口腔外に軽く引っ張ってケアを行うと効果的ですが，無理に引き出しすぎないようにします．対象者が舌清掃に不慣れということも考え，舌乳頭（舌の背面にある小突起）を傷つけないように力の加減には十分気をつけてください．

　また，舌の根の部分に器具が触れると嘔吐反射を誘発し不快感を与えるので，口腔ケアの拒否につながる恐れがあり注意が必要です．

3）必要に応じて電動歯ブラシ（図7）で歯面清掃．粘膜も清掃する（2.5分）

　歯面の清掃では，単に食物残渣を除去するのではなく，細菌の塊である歯垢を除去することが大切です．歯垢を完全に取り除くには，歯ブラシによる機械的清掃が一番効果的であり，できる限り歯ブラシによる清掃を行うようにします．

　自分の歯をブラッシングすることに比べると，他人の歯をブラッシングすることはかなり難しいため，手用歯ブラシよりもむしろ，口腔内で自動に動く電動歯ブラシをおすすめします．

　電動歯ブラシの使用方法としては，まず，歯ぐきを傷つけないようにみがく前にブラシを水につけて，水やだ液が飛び散らないように口のなかに挿入して

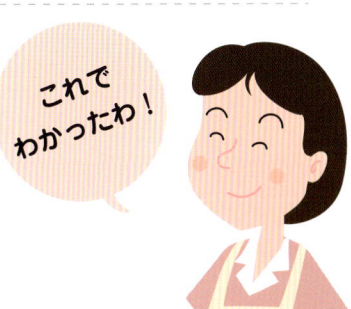

これでわかったわ！

口腔ケアシステムの実践

からスイッチを入れます．1カ所あたり2～3秒程度あてて，次の場所へという感覚で使用します．他人の歯をブラッシングするのは，角度，運動方向など難しいので，先端が円形で方向の制約がなく，高速で動く回転（反転）式の電動歯ブラシの活用が極めて有効です．図7に示したように，各種の電動歯ブラシが市販されていますが，残存歯の配列状況などを考慮し，狭いところをより確実に清掃するため，小回りの利く"小さく円形の毛先"をおすすめします．これを用いることにより，最後方臼歯の後方部にも確実に毛先が届きます．

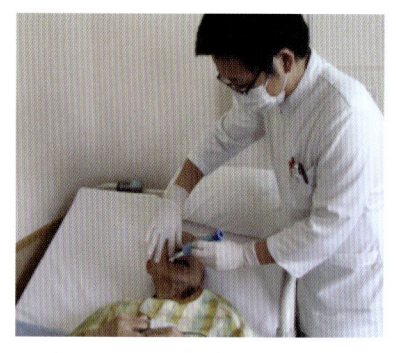

先端が円形の電動歯ブラシなら，方向性を気にすることなく要介護高齢者の口腔ケアに応用することができます．術者は楽な姿勢で口腔ケアを行うことができます．

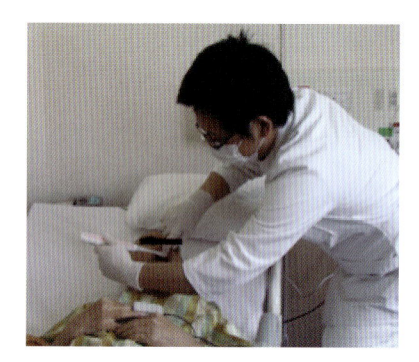

先端が振動式の電動歯ブラシを要介護高齢者の口腔ケアに応用すると，歯の位置や方向性を気にして行う必要があり，術者が無理な姿勢をとりがちになります．

図8　電動歯ブラシを使用しているところ

電動歯ブラシの動かし方

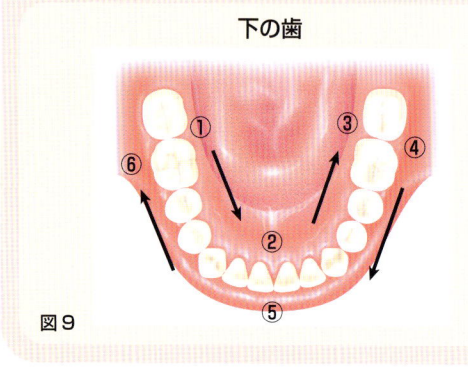

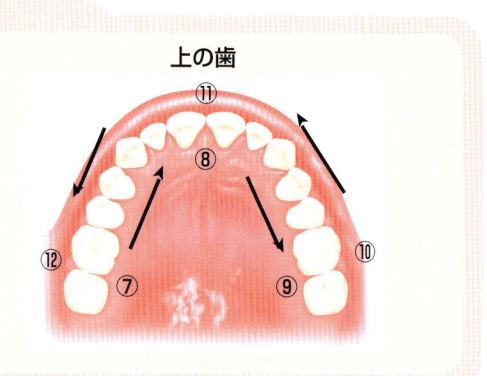

下の歯　　　上の歯

図9

電動歯ブラシをあてる角度は，歯面に垂直にあてるのが基本ですが，歯列の奥で歯ブラシが入りにくい場合はあてやすい角度でもかまいません．歯ブラシ先端部は，歯の表面に45度から90度の角度で歯と歯肉の境目に確実に毛先があたるようにします．頰側と舌側にわけて，みがき残しがないように起点と終点を決めて口腔内を一筆書きでブラッシングしましょう（図9）．また，歯ブラシを歯面にあてる力は，ブラシを歯に軽く押しつけて，毛先が少し開く感じが重要で，円形の歯ブラシ先端の毛先が歯肉溝に入る感じをつかんでください（図10）．奥歯は直接みにくく，またみがきにくいのでブラシがきちんと歯にあたっているか確認しながらみがきましょう．

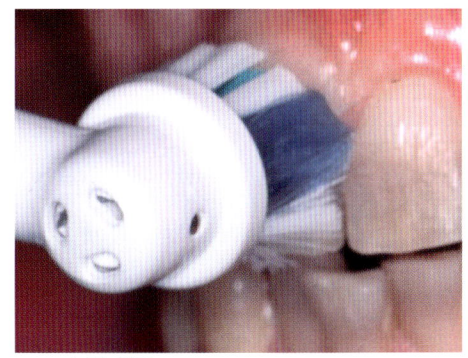

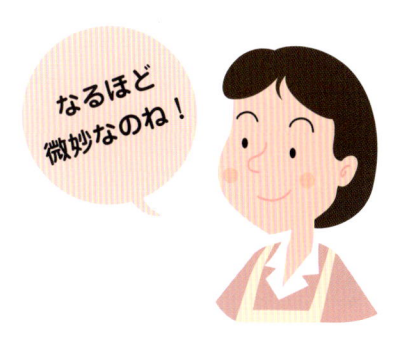

a　上過ぎる

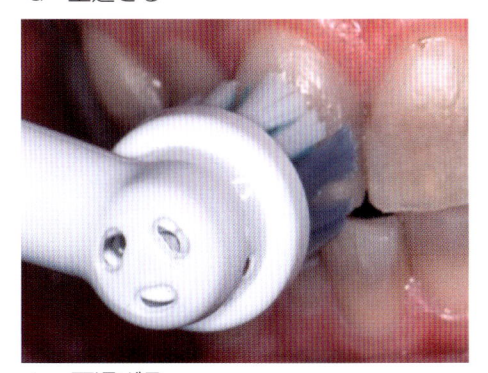

b　下過ぎる

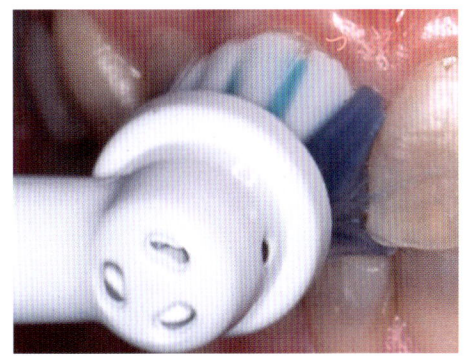

c　正しい

図10　電動歯ブラシと歯ぐきの関係
　a：歯ブラシ先端が直接歯肉にあたっています．
　b：歯ブラシ先端が歯肉溝に入っていません．
　c：正しい方法です．歯ブラシ先端が歯肉溝に入っており，ポケット（歯周病に罹患することでできる歯と歯ぐきの間のすき間）内の清掃も可能です．
　歯ブラシを歯面にあてる力は，ブラシを歯に軽く押しつけて，毛先が少し開く感じが重要で，円形の歯ブラシ先端の毛先が歯肉溝に入る感じをつかんでください．

口腔ケアシステムの実践

　要介護高齢者が協力的でない場合でも，両側にわたる口角鉤（オーラルワイダー：ザイコア　インターナショナル，p.66参照）を使用することで，術部の視野が確保され，一段と口腔ケアを行いやすくなります．歯垢は透明で，歯科医師等のように口腔状態に習熟していないと肉眼では確認しにくいので，歯垢染色剤を用いて歯垢染色を定期的に行って口腔のどの部分に歯垢が溜まっているか確認し，適切に除去することが重要です（図11）．はじめて電動歯ブラシを使うときは，要介護高齢者が，その振動に不快感を訴えることがありますが，心配はなくすぐに慣れることを伝えましょう．

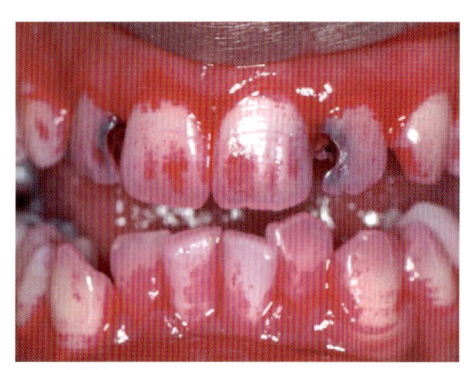

a　術前　　　　　　　　　　　　　　b　術後
図11　口腔ケアシステム術前・術後の染色

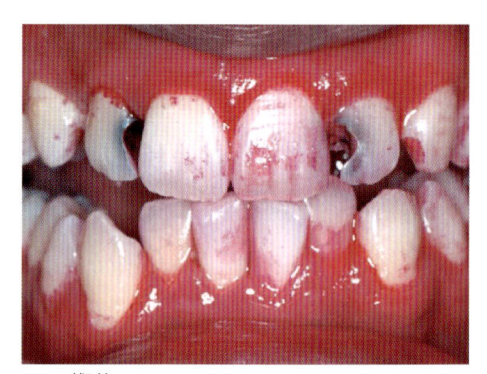

Q 口腔ケアシステムに歯みがき剤は用いないのですか？

A 歯みがき剤には研磨剤や発泡剤が含まれているので，少量の使用ならば一般の健康な方の歯垢除去には有効です．しかし，要介護高齢者の口腔ケアでは歯みがき剤は原則として使わないほうがよいでしょう．誤嚥したり，発泡によりむせの原因となったり，うがいの頻度が増えるためです．また，歯みがき剤は泡がでるので，電動歯ブラシと併用すると周囲に泡が飛び散りおすすめできません．

Q うがいができない場合の対処法はどうすればよいのでしょう．

A 自分でうがいができる方には必要ありませんが，寝たきりの方や口腔機能，嚥下機能に問題がある方には口をすすぐための給水装置や吸引器が必要となります．給水は，水などを飲むことができる方にはコップや吸い飲みなどを使用しますが，できない場合には水量の調節が可能な霧吹きを応用したり，手で圧力をかけることで，注水できる容器などを用います（**図12**）．

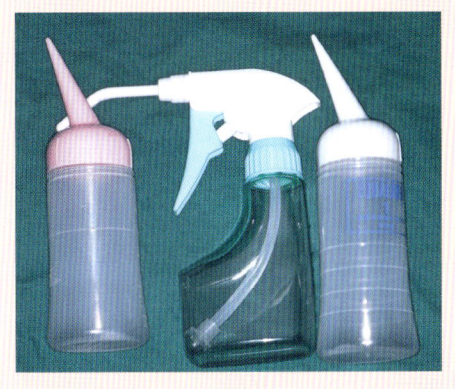

図12　注水器

17

口腔ケアシステムの実践

　電動歯ブラシの先端部は要介護者ごとに取り替える必要がありますが，施設や病院では本体部分は共用することが多いと思います．Ｃ型肝炎やMRSA（メチシリン耐性黄色ブドウ球菌）等の感染症がなければ電動歯ブラシ本体の清拭で問題ありませんが，たとえば院内感染が気になるようでしたら，電動歯ブラシ本体をラップなどで包んで，使用後にラップを交換するとよいでしょう．ちなみに筆者らは，定期的にガス滅菌にかけています．また，電動歯ブラシを使わないときは，本体を充電器に乗せて十分充電しておきましょう．

4）うがい薬による口洗（1分）

　電動歯ブラシなどで口腔内にはがれ落ちた細菌を排出するためにも，うがいが不可欠です．十分ぶくぶくうがいをするようにしてください．

Q 洗口消毒剤の種類と特徴を教えてください．

A 　洗口消毒剤を用いるうえで重要なことは，これを用いたとしても歯垢の除去には不十分で，その効果は機械的清掃に比べて劣っているということです．口腔粘膜の洗口消毒剤としては，ポビドンヨード，塩化ベンザルコニウム，アクリノール，過酸化水素水などが用いられます．ポビドンヨード（イソジンガーグル，明治製菓など）は，MRSAを含む広範囲の微生物に対して有効で，15～30倍に希釈して使用します．クロロヘキシジンは諸外国で広く用いられ，歯周病の方やインプラントを埋入している方への使用で極めて有効ですが，日本では歯周ポケット洗浄や粘膜使用時のショックの報告があり，口腔での使用は禁止されています．また，口腔乾燥に対応する保湿剤として，人工唾液（サリベート），ヒアルロン酸ナトリウム（絹水，オーラルウェット），オーラルバランス等が用いられます．

口腔ケアシステムの実際例

ここで口腔ケアシステムの実際例をおみせします．

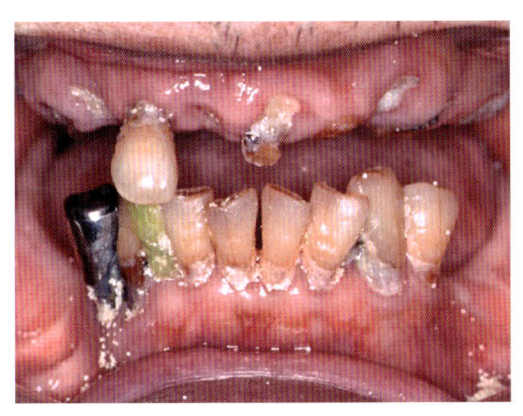

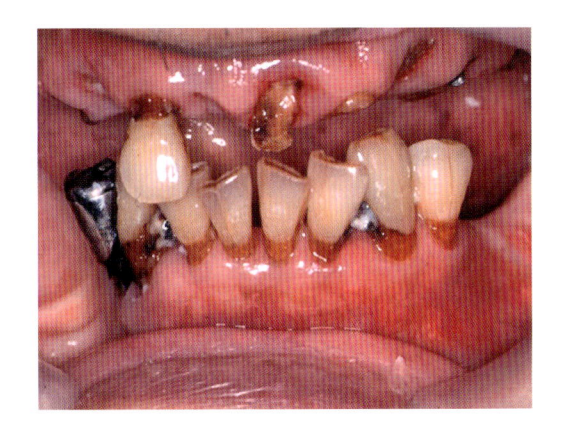

図13　67歳男性，脳梗塞　（角ほか，2002.[1]）
　左：術前，右：1カ月後．術前には，口腔内に食物残渣（食べかす）や粉薬が散見され，歯ぐきの腫脹を認めましたが，1日1回の口腔ケアシステム開始後1カ月で食物残渣はほぼ消失し，歯ぐきの腫脹は軽減し，根面が露出しています．

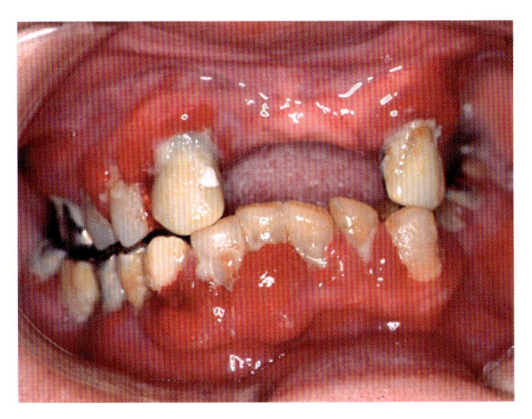

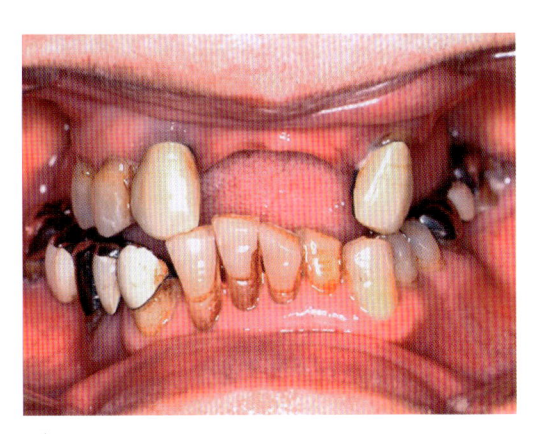

図14　66歳女性，アルツハイマー型認知症　（Y. Sumi, et al., 2002.[2]）
　左：術前，右：術後．術前の歯ぐきは腫脹し，歯周ポケット（歯周病に罹患することによってできる歯と歯ぐきの間のすき間）から，膿が排出されていました．自分で口腔清掃ができないのでご主人が口腔ケアを徹底的に行っています．p.100～で述べる歯石除去やPMTC等の専門的口腔ケアを併用した結果，このように6カ月後には歯ぐきの炎症はほぼ消失し，大変きれいになっています．

口腔ケアシステムの実践

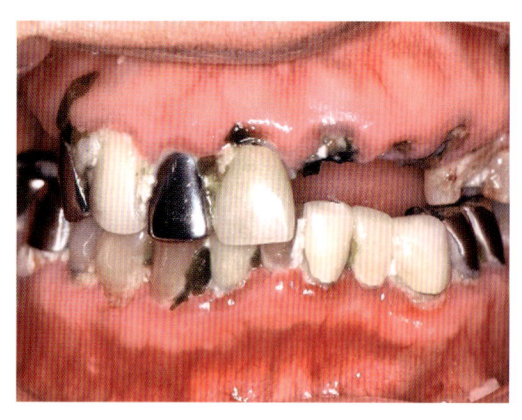

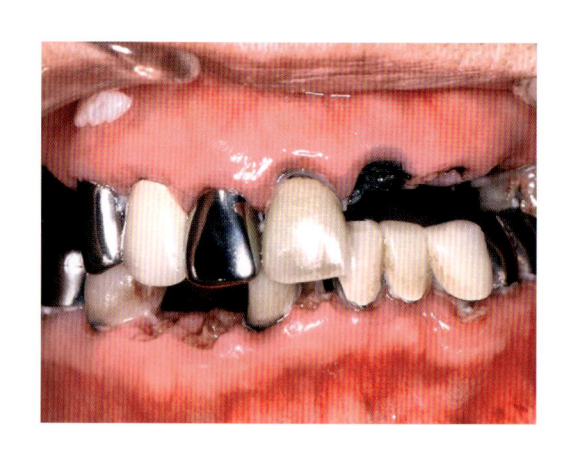

図15 85歳女性，認知症
　左：術前，右：6カ月後．老老介護のケースです．62歳の息子さんが口腔ケアを行っています．完全ではありませんが，初診時より口のなかの炎症が改善しています．

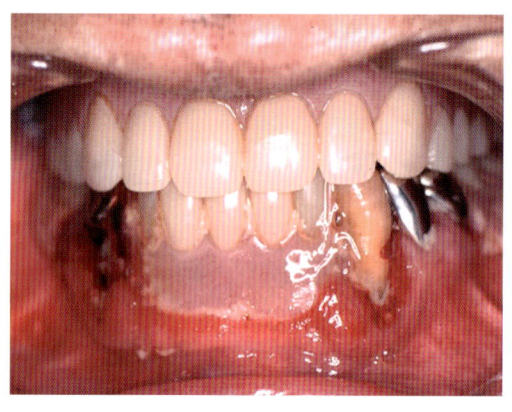

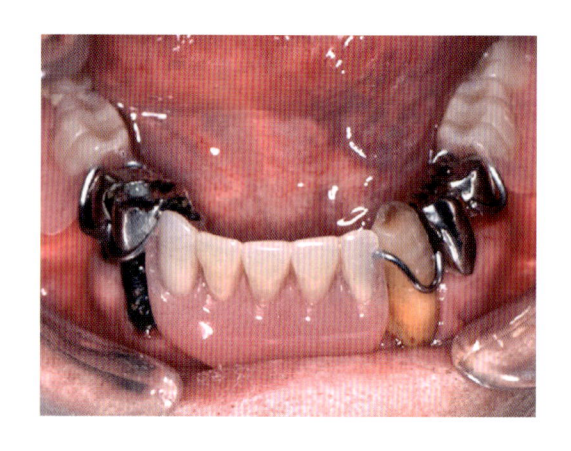

図16 86歳女性，多発性脳梗塞
　左：術前，右：術後．多発性脳梗塞による手指の麻痺により，自分で義歯をはずせないため，初診時の口のなかは大変汚れていました．義歯の辺縁に潰瘍形成および易出血性の炎症部位を認めます．3人のお孫さんが交代で口腔ケアを行ったところ，このようにきれいになりました．

ADLのレベル別口腔ケアシステムの実践

　口腔ケアシステムは，要介護高齢者の自立度や疾患に関わりなく，ほぼ同じ方法を適用できる利点があります．口腔ケアシステムの実際の臨床応用に役立つように，完全介助，部分介助，自立の3段階に分けて，ADLのレベル別の方針を設定しました．

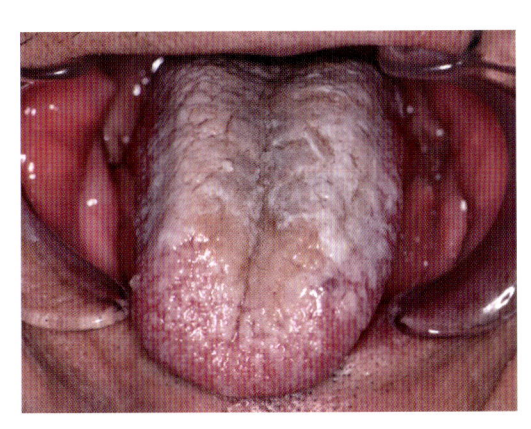

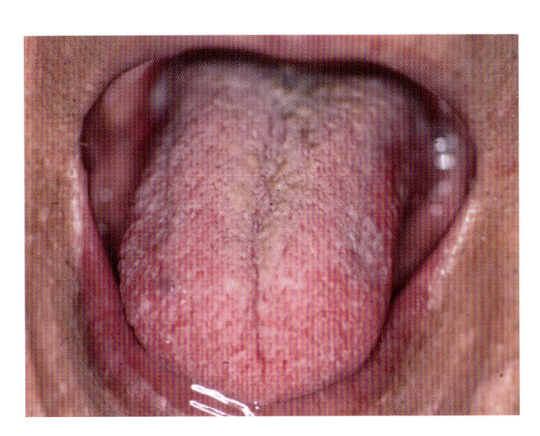

図17　77歳男性，脳梗塞
左：術前，右：4週間後．歯のない方の口です．舌ブラシと口腔ケアスポンジによる口腔ケアシステムにより，4週間後には舌苔もほとんど消えています．

1）完全介助：まったく自分で口腔管理ができない場合

　意識レベルの低下や全身疾患で寝たきり状態の要介護者，集中治療室入院中の要介護者は，全員が介護者による口腔ケアシステムの対象となります．こうした方にみられる口腔衛生状態の低下は，誤嚥性肺炎の発症など，その生命を脅かす可能性がある重要な問題であり，口腔ケアシステムや後に述べる口腔ケア支援機器による口腔衛生管理の確立が不可欠です．そのうえで，咀嚼，嚥下や発音などの機能の回復を目標とします．

2）部分介助：ある程度能力が残存している場合

　口腔ケアの準備や後片づけの介助をしたり，口腔ケア中は声かけや見まもりを行い，口腔のみならず手の機能向上などのリハビリテーションを考慮した口腔ケアを行いましょう．自立へ向けて介助しすぎないことが大切です．本人ができない部位は，一部，看護・介護担当者による口腔ケアシステムの適用の対象となります．

3）自立もしくは自立の可能性がある場合

　このレベルの方には，口腔ケアシステムを本人に行ってもらうように指導します．残存機能を有効に活用するために適切な口腔ケアの器具を選択し，洗面台の改造な

口腔ケアシステムの実践

Q 1日に行う口腔ケアの頻度は，どうしたらよいでしょうか．

A 口腔ケアは，以前より基本的には毎食後と考えられていましたが，他の介助で多忙な看護師や介護者が要介護高齢者に口腔ケアを1日3回行うことは，現実的に不可能な場合が多いようです．そこで口腔ケアシステムを1日1回5分間確実に行ってください．う蝕や歯周病の予防のみならず，歯垢中細菌による誤嚥性肺炎などの全身感染症を予防することが期待でき，口腔機能の活性化（粘膜の血行促進，舌や口唇の運動性の向上，摂食・嚥下機能の向上，唾液腺機能活性化，自浄作用促進等々）も認められることがあります．また，摂食・嚥下リハビリテーションの間接訓練としても有効です．

　口腔ケアシステムの導入により，口腔内は清潔な状態で維持管理され，口臭など不快な症状が解消するため，要介護高齢者も介護者も快適に日常生活を送ることができるようになります．集中治療室等の特別な環境を除いて，口腔ケアシステムにより，1日1回5分間で，ほぼ必要な口腔ケアが行い得ることが科学的にも明らかとなりました．また，口腔ケアは毎日必要かという議論があります．週1回の口腔ケアで口腔内のカンジダが減少したという報告はないわけではありませんが，歯垢が形成される時間がほぼ24時間であることを考慮すると，最低1日1回の口腔ケアは必要であろうと筆者は考えています．日常の口腔ケアは毎日の実施が原則であり，これを補完する意味で，歯科医師，歯科衛生士による専門的口腔ケアが週1回程度行われれば，十分な口腔衛生管理ができます．

どのハード面での支援を行い，声かけなどソフト面での意欲を促す施策を採用しましょう．高齢者は自分では上手にみがけているつもりでも，みがけていないことを，本人の自尊心を傷つけることなく気づかせてあげることが大切です．

Q 1日のうちで口腔ケアを行う時刻はいつがよいのでしょうか．

A 睡眠中はだ液分泌が減少するため，口腔内の自浄作用が低下し口腔内微生物が増殖しやすい状態になります．夜間の口腔内微生物の繁殖を考えると本来は就寝前に行うことをおすすめします．しかし，看護・介護の現場では，準夜帯に多くの人数を口腔ケアに割くことは不可能です．1日に1回5分の口腔ケアシステムをどの時間帯でもいいので，励行して下さい．施設や病院で夜間の看護師や介護者が減少する場合は，人員の都合のつきやすい日勤帯でもかまいません．

歯科医師，歯科衛生士と口腔ケアシステム

　図18に，口腔ケアの普及方法として，歯科医師，歯科衛生士と看護師や介護者をはじめとする他職種との関わりを示しました．

　口腔ケアを必要としている要介護高齢者は，身体的，精神的に障害や疾病をもち，既に多くの職種の方によるサービスを受けています．つまり高齢者医療は，チームアプローチで成り立っているのです．在宅や施設，病院の場で口腔ケアを取り入れ，持続的な成果を発揮するためには，他職種の方々や職員との密接な連携を保つことが大切です．そして，歯科医療職もそのなかの一つの職種なのです．

口腔ケアシステムの実践

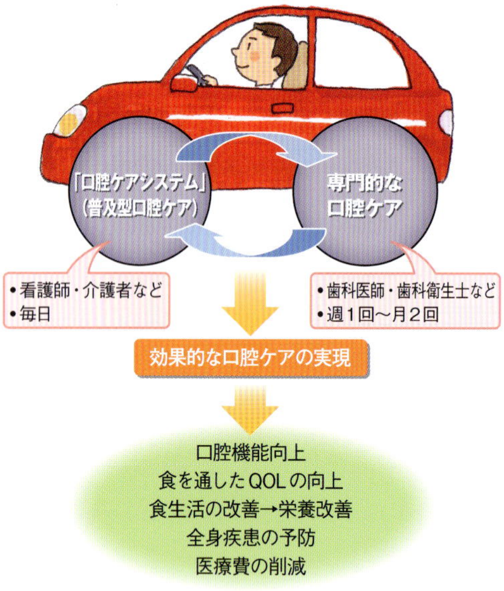

図18　口腔ケアの普及方法　（角，2012.[5]）
「専門的口腔ケア」と「普及型口腔ケア」は"車の車輪"のように助け合うことで，相乗作用が期待されます．

　歯科医師・歯科衛生士は，日々の口腔ケアシステムをフォローアップすること，口腔ケアシステムを適用できない重症の要介護高齢者へのより専門性の高い口腔ケア，摂食・嚥下リハビリテーション等を行います．歯科医師，歯科衛生士以外の他職種が行う口腔ケアが普及すると，必ず困難な点や問題点が出てきますので，その場合，看護師や介護職のみなさんは，口腔ケアシステムを行いながら，ぜひ一度歯科医師，歯科衛生士とコンタクトをとるようにしてみてください．

文　献
 1 ）角　保徳，道脇幸博，三浦宏子，中村康典：介護者の負担軽減を目指す高齢者・要介護者の口腔ケアシステムの有効性．老年歯学，16：366-371，2002．
 2 ）Y. Sumi, Y. Nakamura, Y. Michiwaki：Development of a systematic oral care program for frail elderly persons．Special Care Dentist，22：151-155，2002．
 3 ）角　保徳：高齢者への口腔ケア．歯科衛生士，27(6)：60，2003．
 4 ）角　保徳：要介護高齢者に役立つ口腔ケア用品．日本歯科医師会雑誌，62：409-420，2009．
 5 ）角　保徳：歯科医師・歯科衛生士のための専門的な口腔ケア〜超高齢社会で求められる全身と口腔への視点・知識〜．医歯薬出版，東京，2012．

基礎編

超高齢社会を迎え，急増する要介護高齢者のQOL向上を目指した生活支援が必要となり，口腔領域では口腔(こうくう)ケアの実践が大変重要になっています．

口腔ケアの目的は，口のなかを清潔にするだけでなく，歯や口の疾患を予防し，口腔の機能を維持することにあります．また，口腔ケアは，QOLの向上のみならず誤嚥(ごえん)性肺炎や感染性心内膜炎などの全身疾患の予防，栄養状態の維持[1]，全身の健康状態の維持・向上にもつながります．

1 加速する高齢社会と要介護高齢者数

日本は，2015年には65歳以上の高齢者が全人口の1/4を占めると予想され，今後，世界に類のない高齢社会になることが確実です（図1）．

要介護状態になる高齢者の割合は年を重ねるとともに増加し，85歳を超えると，4人に1人が要介護者となります（図2）．このことから，高齢社会が進むにつれて要介護高齢者の数は必然的に増加し，2025年には約530万人に増加すると推計されています（図3）．現状でも看護・介護の現場，施設や在宅では要介護高齢者のケアに追われている状況ですので，今後，さらに人的，経済的資源が必要となります．

2 要介護高齢者の口腔の現状

要介護状態になると口のなかはどのような状況になるのでしょうか．図4，図5に要介護状態の方の口のなかの写真を2例掲載しました．図をみるとわかるように，要介護状態では口のなかの清掃がおざなりにされると，このように非常に不潔になることがわかります．この状態はう蝕や歯周病などの口腔疾患を引き起こすだけでなく，誤嚥性肺炎などの全身疾患の引き金となります．

寝たきりになる原因の1位である脳梗塞により片麻痺が生じると口腔内も舌や頬筋の運動機能が低下し食塊形成も困難

口腔ケアはなぜ行わなくてはならないの？

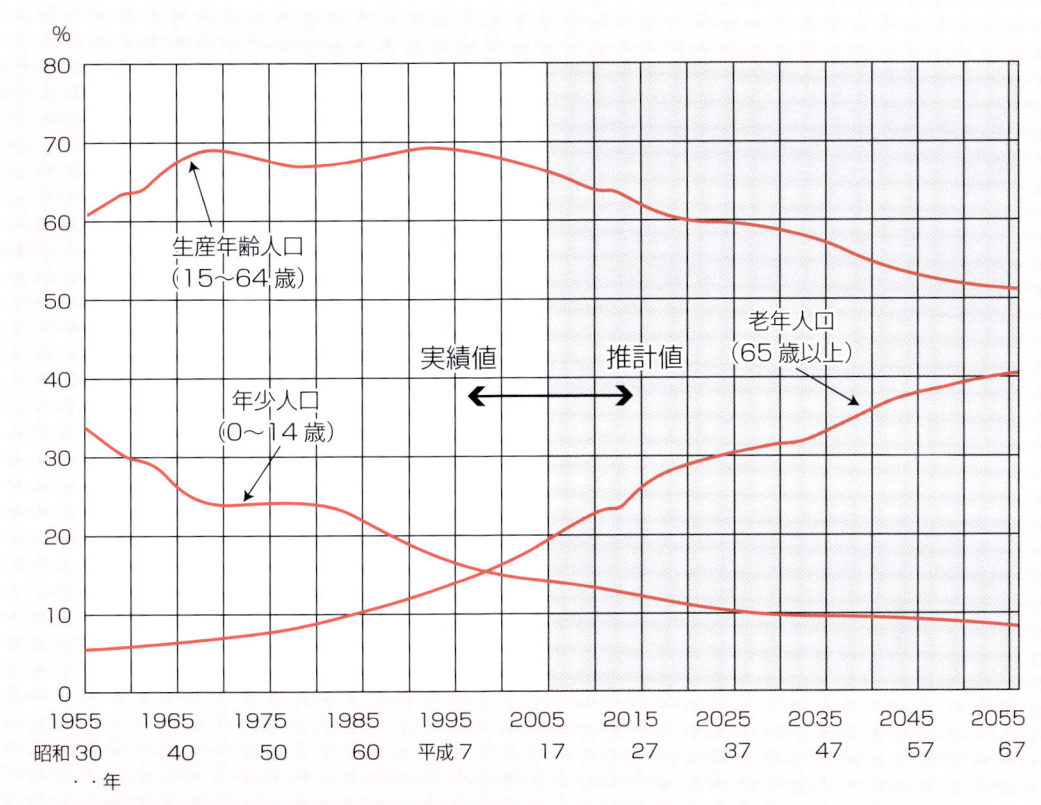

図1 **日本の高齢者人口の割合の推移**（国民衛生の動向 2011／2012）
　わが国は高齢化の速度がとても速く，早急に高齢社会に対応する社会的な枠組みを構築することが必要となってきました．

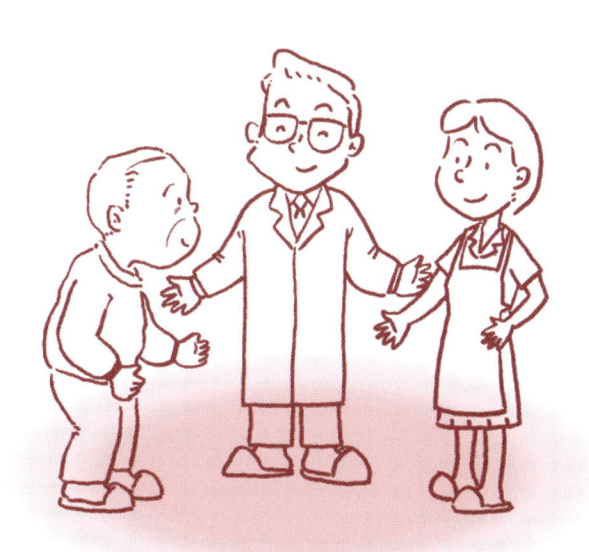

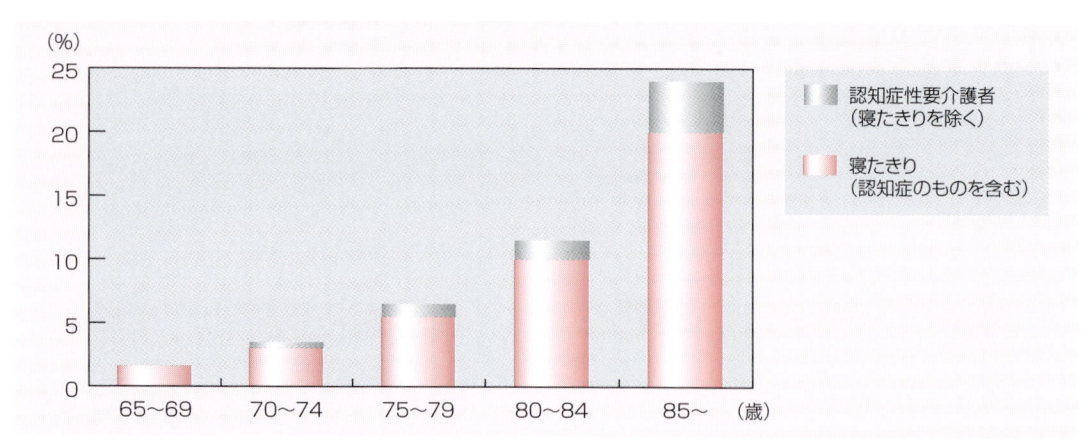

図2 高齢者の要介護状態の割合（年齢階級別）（介護支援専門員テキスト編集委員会編，2000.[2] より改変）

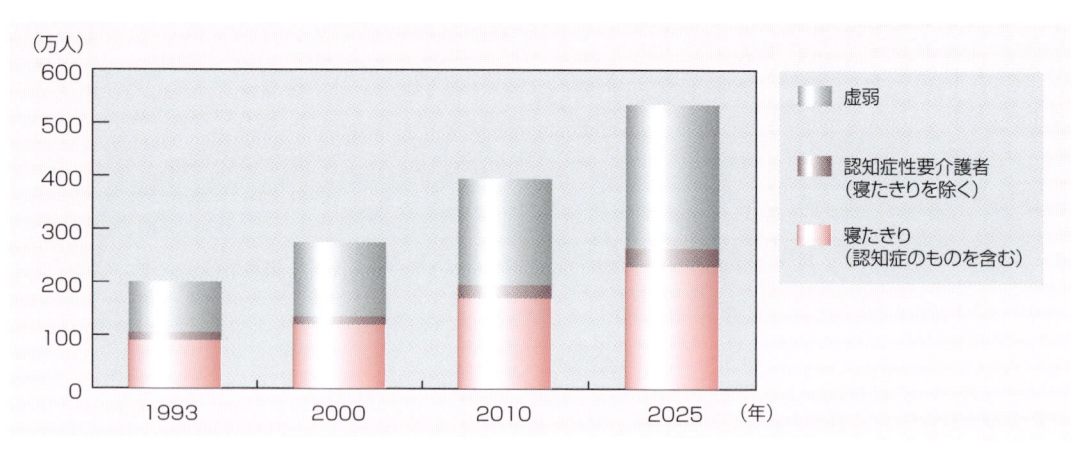

図3 要介護高齢者人口の推移（介護支援専門員テキスト編集委員会編，2000.[2] より改変）

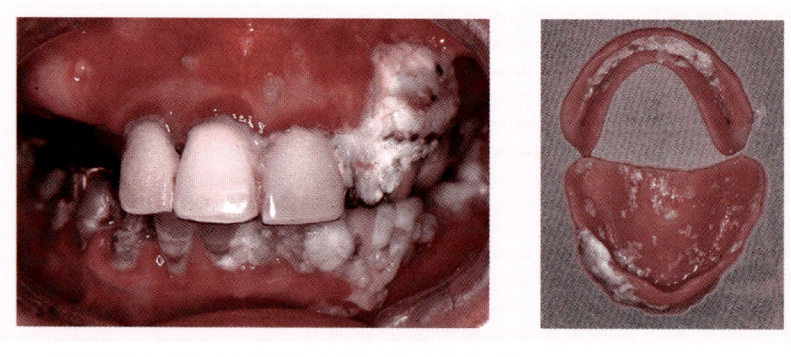

図4 脳梗塞の方の口のなかと取り出した義歯（角，2002.[3]）
　脳梗塞の方では，口のなかの感覚が麻痺し，食物残渣の存在に気づかないことが多くなります．また，口を清掃しようという意欲も低下します．そのため，口のなかには食物残渣や歯垢が蓄積します．義歯においても同様です．

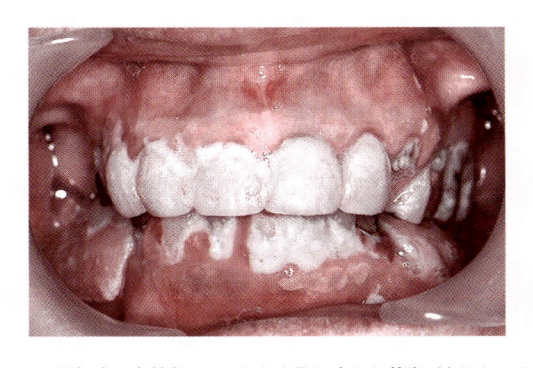

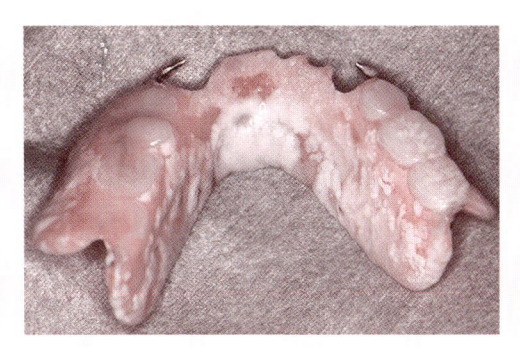

図5 認知症の高齢者の口のなかと取り出した義歯(角ほか,2002.[4])
　認知症の方では口のなかがとても不潔になっていることが多いようです.自分自身で口腔ケアを行おうとせず,意思の疎通もむずかしく,口腔衛生指導が困難なことが多くあります.

となるうえに,知覚が麻痺して食物残渣が患者さん自身にわからないことが多くなります.その結果,麻痺側に食物残渣やプラークがたまり口臭を発生させます.また,麻痺側は舌や頬筋の協調運動がうまく機能しないために頬や口唇に咬傷や褥瘡性潰瘍ができてしまうことがしばしばあります(図6).脳血管障害の患者さんの多くは,口腔を清掃しようという意欲が薄れ,片手が麻痺していることも多いので口腔内は不潔なまま放置されてしまいます.さらに,嚥下に関与する筋も機能が十分ではないことがあり,誤嚥を生じやすく,誤嚥性肺炎の危険があります.汚れた粘膜は炎症により腫脹しており,血管内へ細菌が侵入すれば菌血症を,さらに循環器障害があれば感染性心内膜炎に発展しかねない状態とも考えられ,こうした不潔な口腔は脳血管障害の患者さんの生命にとって非常に危険

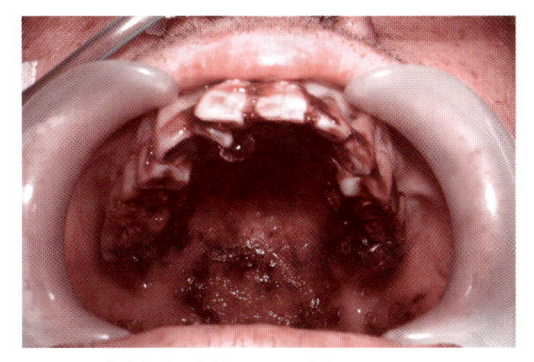

図6 硬膜外血腫の患者さんの口腔内
　口腔ケアが行われていないために不潔で,誤嚥性肺炎を生じやすい状態です.

な因子となっています.

　最近増加している認知症において,認知機能の低下した高齢者は,口腔内の問題を自ら訴えることは少なく,日常的に介護を行っている家族や介護者もその変化を即時に見極めることは困難であり,結果的に放置され,適切な時期に歯科医療の効果的な介入が行えない可能性があります.認知症が重症化すると,多数歯う蝕や義歯の不適合,うがいの困難など

を生じるだけでなく，歯科治療への協力が得られず，口腔環境は悪化の一途をたどります．口腔環境の悪化防止には口腔ケアが重要ですが，それすらも認知症の患者さんの理解を得ることは難しく，歯科治療だけでなく，口腔ケアでさえ拒否されて苦慮することも多いのが現実です．口腔機能が認知機能と関連があるという報告もあり[5]，認知症の患者さんの口腔機能を可能なかぎり適切に評価し，必要に応じて介入を行うことは，患者さんの今後の人生にかかわる重要なことです．

3 口腔と全身の健康

では，図4～6で示したような不潔な口腔は，全身に対してどのような影響を及ぼすのでしょうか．口腔内細菌と内科疾患との関連性，咀嚼の機能と老化・認知症の関連性など，口腔環境が高齢者の全身の健康と密接に関連していることが，近年明らかになってきました[1,5～8]．

細菌の塊りである歯垢は，う蝕や歯周病の直接的な危険因子であると同時に，全身疾患を引き起こす菌の温床としての役割を果たす可能性が高いのです[9～11]．

口のなかの細菌が関与すると考えられる代表的な全身疾患としては，
①感染性心内膜炎，敗血症
②虚血性心疾患
③脳梗塞
④糖尿病
⑤誤嚥性肺炎
⑥早産
⑦バージャー病
などがあげられます．

要介護高齢者は，健康な人にとっては病原体とはいえないような細菌によって，日和見感染症，感染性心内膜炎や誤嚥性肺炎に陥ることがありますが，口腔ケアを行えばこれらの疾患を予防できることがわかってきました．つまり口腔ケアは，単に歯や歯ぐきのためだけではなく，生活援助に加えて全身疾患の予防など，生命の維持・増進に直結したケアでもあるのです．

4 口の状況からみた口腔ケアの必要性

では，なぜ口腔ケアが必要かということについて，今度は口のなかの状況という点から説明します．

口のなかは常に37℃前後に保たれ，だ液という水分があり，定期的に食物が通過するので，細菌が増えやすい環境になっています．だ液1mLには数十億の細菌が含まれているといわれています．

要介護高齢者，特に寝たきりの方は，口のなかや義歯を自分で清掃することがむずかしくなるので，口のなかにはこのような細菌が，とりわけ多く棲息するこ

とになります．しかも高齢になるとだ液分泌が低下したり舌の動きが悪くなるために口腔内自浄作用は低下し，口のなかを清潔に保つことはさらにむずかしくなっています．たとえば舌には舌苔（細胞などが脱落して舌の表面に堆積した苔状の付着物．多くの細菌がついています）が堆積していることが多く，歯と歯ぐきには歯垢がたまり，細菌が繁殖しています．

このような口のなかの細菌が誤嚥されると，誤嚥性肺炎など高齢者にとって致死的な感染症が引き起こされやすくなります．この予防策としては，"誤嚥を生じにくくする"のも大切ですが，"たとえ誤嚥しても誤嚥性肺炎に移行しないように，口のなかの細菌を取り除いて清潔にしておく"，つまり口腔ケアを行うことが重要です．2011年の人口動態統計で日本人の死因は，多い順にがん，心疾患，肺炎の順で，肺炎が死因の3位となりました．肺炎死亡の92％は高齢者であり，その約70％は誤嚥性肺炎であると診断されていることから，口腔ケアは，要介護高齢者には必須のケアです．

口腔衛生状態の悪化した高齢者の口腔内では，口腔内全体で600種類以上，数千億個の細菌が存在しているといわれています．歯垢は，歯面や義歯の表面に付着した食物残渣と細菌，その代謝産物が関わって形成されるバイオフィルムであり，歯周病やう蝕の直接的な危険因子であると同時に，誤嚥性肺炎や感染性心内膜炎の原因菌の温床となります．口腔細菌叢と誤嚥性肺炎の原因となる咽頭細菌叢との一致率はきわめて高く，口腔細菌叢が咽頭細菌叢へ強い影響をもつことが示唆されています[12]．バイオフィルムは，免疫応答や抗菌薬に抵抗性を持つうえに，機械的清掃を行わない限り除去することができません．すなわち，歯垢はうがいやうがい薬による洗浄程度では簡単には除去できないため，歯ブラシ等の器具を用いた口腔ケアを行うことが必要とされています．要介護高齢者の口腔内は汚染が強く，常に誤嚥性肺炎の危険性が高いため，日々の口腔ケアが特に重要です．加えて，歯面や義歯表面のバイオフィルムに誤嚥性肺炎の起炎菌が含まれていると報告されています[9,10]．これらの細菌を含んだだ液の下気道への吸引が誤嚥性肺炎の発症につながり，口腔と咽頭に存在する細菌が誤嚥性肺炎の発症に深く関与しています．

さらに，要介護高齢者に対する口腔ケアの効果について，誤嚥性肺炎患者の診療報酬を対象に費用効果分析を行ったところ，医療経済学的観点からも口腔ケアの有用性が示され，その普及が社会的にも必要とされています[13]．

5 機能回復を目指す口腔ケア

　要介護高齢者の口腔ケアの基本は，本人の口腔機能や心理面に生じる問題を改善し，全身の健康の維持・増進に寄与して，QOL向上をはかることです．

　山中克己先生は，口腔ケアとは"口腔の疾病の予防，健康の保持・増進，リハビリテーションにより，生活の質（QOL）の向上を目指した科学であり，技術である"と定義されています．口腔ケアと全身の健康の関連については先に述べたとおりですが，それだけでなく摂食・嚥下機能や構音機能の維持・改善なども含めて幅広い効果があり，要介護高齢者のQOL向上に寄与できることがわかってきたのです[4,6]．

6 中高年者の口腔ケアの実践

　ここまでは要介護高齢者の口腔ケアについて説明しました．ここでは要介護高齢者になる前の，中高年者の口腔管理について説明します．

　厚生労働省平成17年度歯科疾患実態調査報告書によると保有歯数は50歳を境に急激に低下し，中年期からの口腔管理の重要性が強く示唆されています（図7）．う蝕や歯周病を患うと，歯を喪失したり，歯ぐきが退縮したりして口腔の状態は複雑に変化し，口腔清掃はさらに難しくなります．加齢による身体・精神機能の低下は個人差が大きく，いつからこのような加齢変化が起こるか予測が大変困難です．高齢者の複雑化した口腔管理を行うためには，手先が器用に動かなくなっても一定の効果が得られる方法として，電動歯ブラシの応用は効果的です．

　国立長寿医療研究センター歯科口腔先端診療開発部では，50歳を過ぎたら，

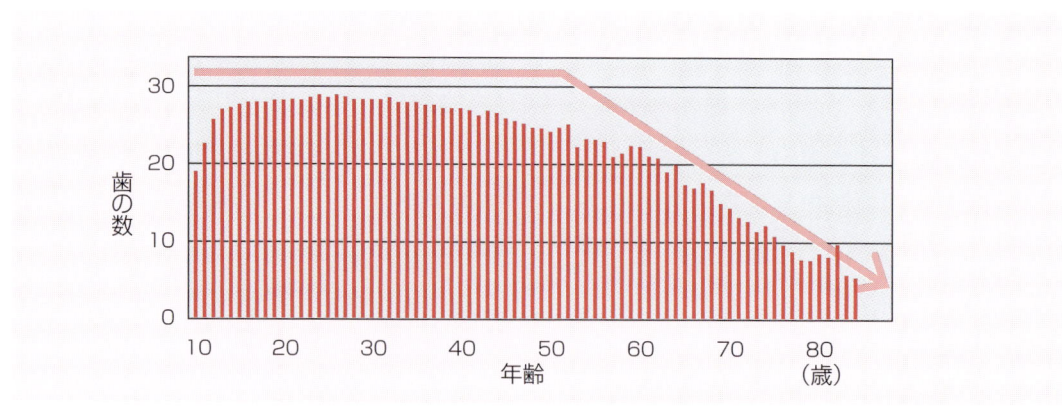

図7　年齢別1人あたり平均保有歯数の変化（厚生労働省平成17年度歯科疾患実態調査報告書）
　保有歯数は50歳を境に急激に低下しています．

電動歯ブラシの使用をすすめています．

1. 高齢による身体的な衰えや脳血管障害などにより，本人の認識とは別に手先の動きが悪くなり，根気もなくなるため，上手に歯ブラシを動かしにくくなることが考えられます．その結果として十分な口腔清掃が行えなくなります．
2. 人は誰でもいずれは要介護状態になり，口腔管理も電動歯ブラシを使用したほうが有利な時期が来ます．そのとき初めて電動歯ブラシを使うと，その振動や速い動き，使用方法についていけずに，拒絶してしまうことが少なくありません．障害が生じてから初めての道具を使いこなすのはとても大変なため，電動歯ブラシを早めに使用し，慣れておくことが必要です．
3. 電動歯ブラシの歯垢除去効果は，手用歯ブラシに比較して遜色がないというよりもむしろ優れているという報告が多く認められています．

以上の理由で私たちは50歳を過ぎたら，毛先が自動的に動き確実に歯の汚れを落とす電動歯ブラシの使い方に慣れて，将来に備えることが必要だと考えています．電動歯ブラシを上手に利用することで，より多くの人が自分の歯を守り，快適な食生活を送ると同時に，誤嚥性肺炎や感染性心内膜炎に罹患する危険性を少しでも低下させ，より健康的な中高齢期を送ることができると考えています．

本書の読者である看護師や介護者の皆さんもご自身の口腔管理に十分気をつけて下さい．

7 口腔ケアの効果

口腔ケアの効果として，表1の項目があげられます．

Q 歯垢中の細菌は，なぜ全身疾患を引き起こすのでしょう

A 健康な人の血液は無菌ですが，たとえば歯周病になると，歯科治療だけでなく，ブラッシングや咀嚼運動によってできた傷口から細菌が血液中に侵入し，菌血症（血液中から生きた細菌が検出されること）を生じます．さらに，高齢者や免疫不全の方では菌血症から敗血症（血液中で細菌が繁殖する状態）に移行します．また，心不全などで心臓の動きが不規則になったり，心臓に人工弁が装着されている場合は，心臓内の血流に渦巻きができてそこに口腔細菌が溜まり，心内膜炎となります．また，嚥下反射や咳反射が低下している高齢者では，口腔細菌を含むだ液などを知らず知らずのうちに誤嚥することがあり（不顕性誤嚥といいます），こうして口腔細菌が肺で定着し，肺炎を起こすことがあります．

表 1　口腔ケアの効果

1. 口腔感染症の予防	う蝕や歯周病などの歯科疾患やカンジダ性口内炎などの口腔感染症を予防します.
2. 口腔機能の維持・回復	咀嚼機能の改善および摂食・嚥下障害の改善, 口腔機能の低下や廃用症候群の予防, だ液分泌促進や味覚, 触感, 温度感覚などの感覚機能の向上をはかります.
3. 全身感染症の予防	誤嚥性肺炎, 感染性心内膜炎, 日和見感染症の原因となる口のなかの細菌の数を減少させ, 細菌の質的・量的バランスを正常化させることで, 全身感染症の予防をはかります.
4. 全身状態や QOL の向上	口腔ケアの効果で経口摂取を促し, 低栄養や脱水を防ぐことで, 体力回復や意欲向上, 全身状態の改善が期待できます.
5. コミュニケーション機能の回復	構音機能の維持・回復によりコミュニケーション機能を回復します.
6. 社会経済効果	口腔ケアの普及により, 要介護高齢者の全身状態が改善され, トータルな介護量, 看護量の削減が期待され, 社会生産性の向上につながる可能性があります. また, 誤嚥性肺炎などの全身疾患の予防効果により医療費削減効果が期待されます[13].

文　献

1) Sumi Y, Ozawa N, Miura H, Michiwaki Y, Umemura O : Oral care help to maintain nutritional status in frail older people. Arch Gerontol Geriatr, 51 : 125-128, 2010.

2) 介護支援専門員テキスト編集委員会編：介護支援専門基本テキスト．(財) 長寿社会開発センター，2000.

3) 角　保徳：口腔ケア．道　健一，黒澤崇四編，摂食機能療法マニュアル．医歯薬出版，東京，2002.

4) 角　保徳，新井康司，誉田英喜，中島一樹：認知症性高齢者へ口腔ケア支援機器を応用し著効を示した1症例．老年歯学，17：162-167, 2002.

5) Sumi Y, Miura H, Nagaya M, Nagaosa S, Umemura O : Relationship between oral function and general condition among Japanese nursing home residents. Arch Gerontol Geriatr, 48 : 100-105, 2009.

6) 三浦宏子，三浦邦久，角　保徳，新井由美子：地域高齢者の咀嚼機能と健康習慣との関連性．老年歯学，15：248-253, 2001.

7) H. Miura, K. Yamasaki, M. Kariyasu, K. Miura, Y, Sumi : Relationship between cognitive function and mastication in elderly females. J Oral Rehabilitation, 30 : 808-811, 2003.

8) 新井康司，角　保徳，植松　宏，三浦宏子，谷向　知：認知症性高齢者の歯科保健行動と摂食行動　国立療養所中部病院歯科における実態調査．老年歯学，17：9-14, 2002.

9) Sumi Y, Miura H, Nagaya M, Michiwaki Y, Uematsu H : Colonization of the tongue surface by respiratory pathogens in residents of a nursing home -A pilot study. Gerodontology, 23 : 55-59, 2006.

10) Sumi Y, Miura H, Michiwaki Y, Nagaosa S, Nagaya M : Colonization of dental plaque by respiratory pathogens in dependent elderly. Arch Gerontol Geriatr. 44 : 119-124, 2007.

11) 永長周一郎，品川　隆，坂口英夫，植木輝一，角　保徳：高齢者脳卒中患者における口腔微生物叢に関する研究 Candida菌を中心として．老年歯学，16：14-21, 2001.

12) Sumi Y, et al.: High correlation between the bacterial species in denture plaque and pharyngeal microflora. Gerodontology, 20 : 84-87, 2003.

13) 道脇幸博，角　保徳，三浦宏子，永長周一郎，米山武義：要介護高齢者に対する口腔ケアの費用効果分析．老年歯学，17：275-280, 2003.

> 居宅や施設あるいは病院では全身的看護・介護が優先され，口腔ケアまで手がまわらなかったりあとまわしにされがちです．そこで，看護師や介護者の労力，負担を軽減し，歯科専門教育を受けていなくても簡単に行うことができ，かつ効果的な標準化された口腔ケア（口腔ケアシステム）が必要になるのです．

1 要介護高齢者の口腔自立度

　口腔ケアの必要性を確認するために，要介護高齢者の口腔自立度（食事を自分でとったり，口腔ケア，うがいが自分でできるかどうか）がどれくらいの状況か，過去の報告より調べてみました．

　病院に通院中の高齢者の食事・口腔ケア自立度（図1）を調査したところ，その約1割が食事・口腔ケアに関して介護が必要であることがわかりました[1]．一方，在宅で寝たきりの要介護高齢者の場合，報告では50％以上の方が食事に介助を必要としており，そのうちの約50％が寝たまま食事をとっています．うがい自立度について二つの調査によると，64％もしくは53％の人がうがいに介助を必要としています（図2）．

　つまり，高齢者では食物残渣等をうがいにより十分取り除けない可能性があります．さらに，国立長寿医療研究センターの高齢者専用病棟で行った口腔実態調査[4]によると，入院している高齢者の食事の摂食自立度については，何らかの介助を要する人が27％を占めました．食事内容をみると普通食は44％にしか満たず，過半数が軟食を摂取していました（図3）．日常の口腔衛生行動については，歯みがき自立度が54％，うがい自立度は74％であり，口腔ケアを必要とする人が高い割合でみられました（図4）．また，嚥下が自由にならず，介助が必要あるいは誤嚥する可能性がある人が合計で22％存在していました（図5）．

　これらの調査から，高齢者は，口腔清

口腔ケアをとり巻く
社会的現状と問題点

食事自立度　　　　　　　　口腔ケア自立度

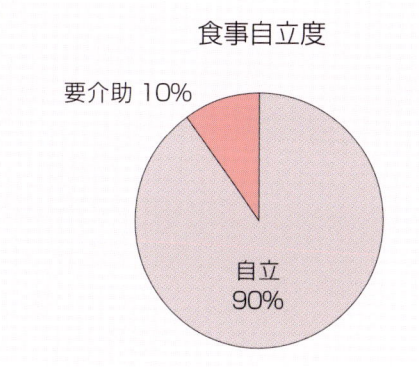

要介助 10%　　　　　　　　要介助 13%

自立 90%　　　　　　　　　自立 87%

図1　病院通院中の在宅高齢者（角ほか，2000.[1]）

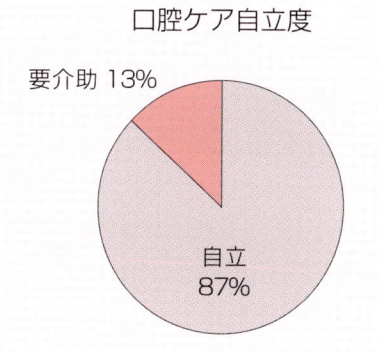

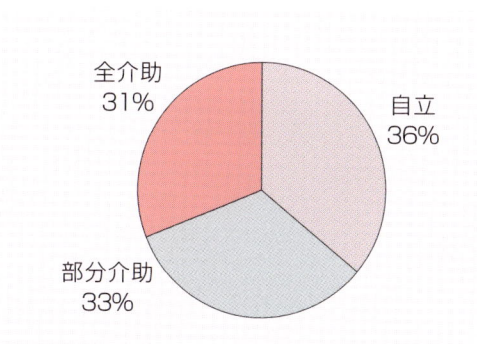

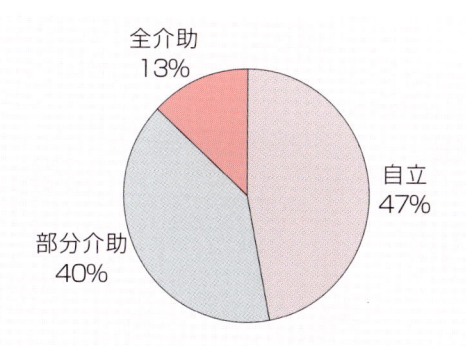

全介助 31%　　自立 36%　　　全介助 13%　　自立 47%

部分介助 33%　　　　　　　部分介助 40%

図2　在宅寝たきり要介護高齢者のうがい自立度（平成10年在宅寝たきり老人口腔実態調査モデル事業報告書[2]，在宅寝たきり老人歯科診療報告書[3]）

在宅の寝たきり要介護高齢者のうがい自立度に関する調査によると，64%[2]もしくは53%[3]の方がうがいの介助を必要としています．

掃や摂食・嚥下にかなり不自由を強いられていることが，わかります．

2　口腔ケアの普及状況

実際に在宅や施設の医療・介護の場で，口腔ケアはきちんと行われているの

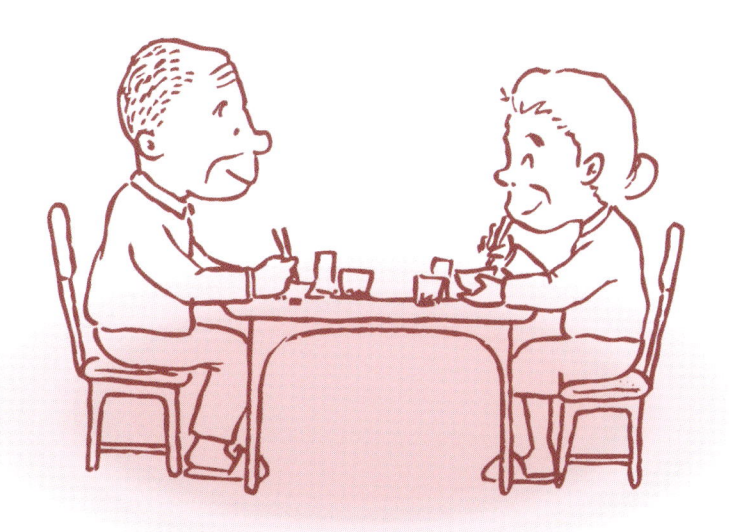

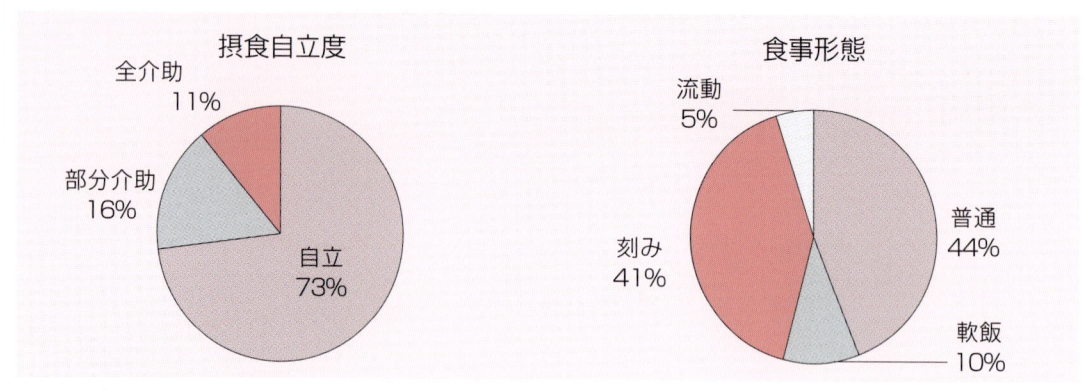

図3 入院中の高齢者の摂食自立度（新井ほか，2002.[4]）

　入院中の高齢者の摂食自立度については，何らかの介助を要する人が27％を占めました．食事内容をみると，普通食は44％で，過半数が軟食を摂取していました．

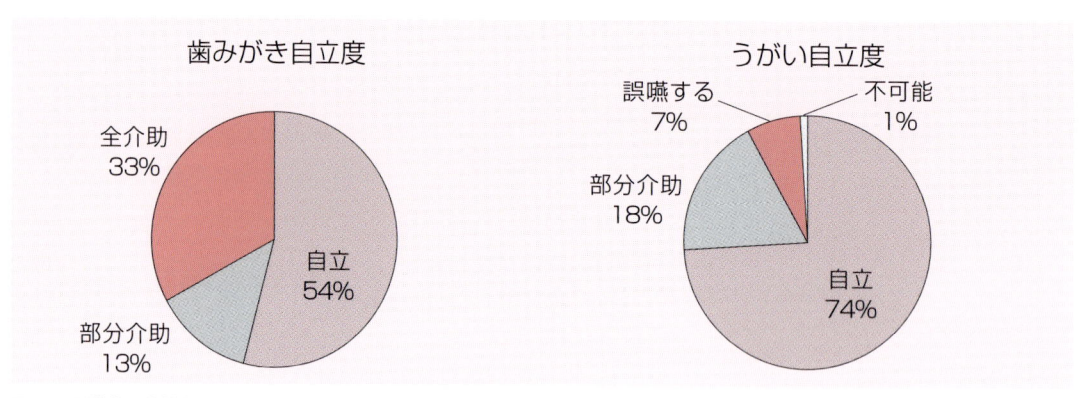

図4 入院中の高齢者の口腔ケア自立度（新井ほか，2002.[4]）

　入院中の高齢者の歯みがき自立度は54％，うがい自立度は74％であり，介護・看護職員による口腔ケアを必要とする人が多く存在しました．

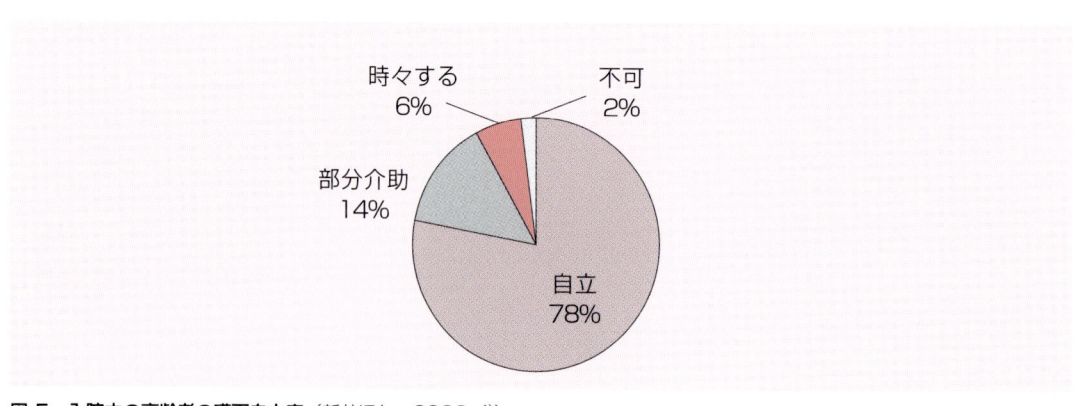

図5 入院中の高齢者の嚥下自立度（新井ほか，2002.[4]）

　入院中の高齢者では嚥下が自由にならず，介助が必要，あるいは誤嚥する可能性がある人が合計で22％も存在していました．

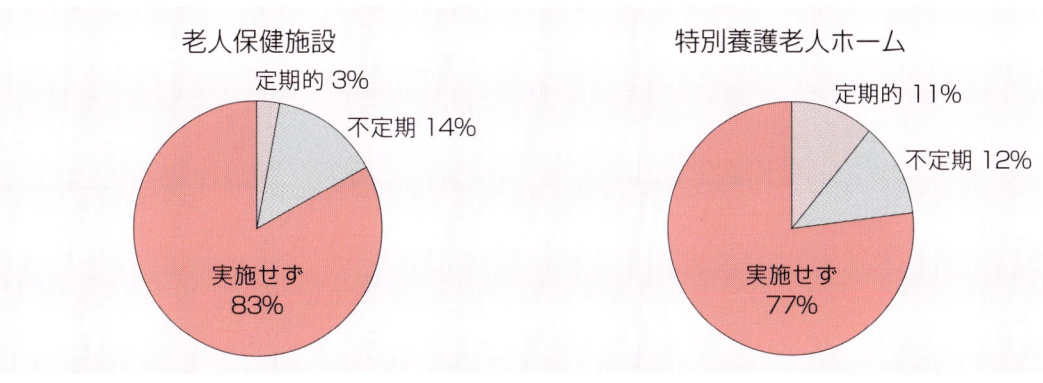

図6 老人保健施設，特別養護老人ホームにおける口腔ケア実施状況 (医療経済研究機構, 1996.[5])
このような施設における口腔ケアの実施率は低いのが実状です.

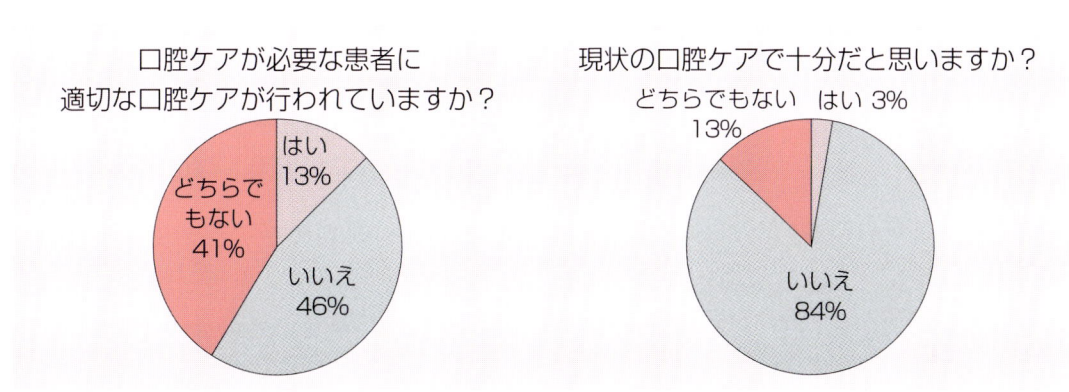

図7 病院における口腔ケア実施状況
愛知県看護協会認定看護師教育課程「摂食・嚥下障害看護」看護師へのアンケート調査では病院における口腔ケアの実施状況が明らかとなっています．適切な口腔ケアが行われている病院は13％，現状の口腔ケアで十分であると考える看護師はわずか3％にすぎません．

でしょうか．一部で献身的な努力がなされ，その結果全身の健康や要介護状態が向上してもいますが，全体としては十分に行われている状況ではありません．口腔ケアを行うことが要介護高齢者が快適な生活を送るうえで重要であるにもかかわらず，人員や設備の整った病院でさえそれは十分に行われていないことが予想されます．259施設の特別養護老人ホームを調査したところ（**図6**）[5]，口腔ケアを実施している施設はわずか23％にすぎず，口腔ケアを行っていない施設のうち，今後導入する予定のある施設は2.6％しかありません．同様に，老人保健施設で口腔ケアを行っている施設は17％でした．人員や設備の整った病院でさえ，十分に行われていないことがわかっています（**図7**）．このような結果

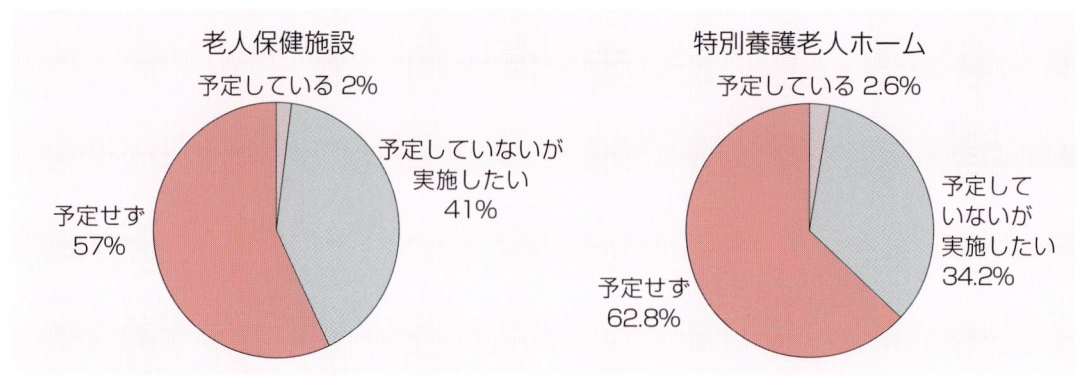

図8 老人保健施設，特別養護老人ホームにおける口腔ケアを導入する予定（医療経済研究機構，1996.[5]）
どちらにおいても口腔ケアの導入を予定している割合は低いことがわかります．

から，居宅，各種施設，一般病院等，介護の現場での口腔ケアの実態は不十分な状態が想像されます．介護施設や在宅の現場などでは，口腔機能の評価や診断が適正に行われていない場合が多く，また，低栄養が引き起こす問題点等に対する看護師や介護者の知識も乏しいのが現状です．

ただし，一方ではこのような背景を踏まえて，入院中の患者さんや在宅療養中の患者さんで口腔ケアの需要が増加するとも考えられ，それに対して診療報酬の改定も検討されてきました．平成24年度歯科診療報酬改定で「周術期専門的口腔衛生処置」などが新設され，術前術後の病院の入院患者さんに対する（専門的）口腔ケアが診療報酬上で評価されました．しかし，それ以外では，歯科衛生士が在宅や施設で行う「訪問歯科衛生指導」を除き，口腔ケアに適切な診療報酬はありません．

3 口腔ケアが普及しない原因

このように口腔ケアが普及しない原因は，忙しい業務のなかで口腔ケアに割く時間がとれない，対価が低く労力負担が大きいといったこと等だと思われます．また，看護師の卒前・卒後教育，あるいは介護職に対する講習会等において，口腔ケアに関する適切な教育が十分なされていないことや，口腔ケアの情報が乏しいことも重要な要因です．

また，それぞれの要介護高齢者によって口腔状態が大きく異なり，一律の口腔ケアの基準を提示することが困難と考えられてきたことも要因の一つと考えられます．つまり，誰でもできる簡単かつ適切な口腔ケアの方法が提示されてこなかったという問題があげられるのではない

でしょうか．

さらに行政においても，健康の保持・増進活動のなかで，歯科保健はがんや心臓疾患のような致死的疾患よりも優先順位が低くみなされてきたこと，歯科保健担当者が他の保健従事者との連携のもとに保健活動を進める経験が少なかったことが口腔ケアの普及を妨げていると指摘できます．

4 介護保険における口腔ケアの位置づけ

要介護認定を受ける際の基本調査全85項目中，歯科関連調査項目は，"嚥下"，"食事摂取"と"口腔清潔"のわずか3項目にすぎません．主治医意見書においても歯科関連項目は，"歯科受診"の有無，"誤嚥性肺炎"の発生の可能性，"訪問歯科診療や訪問歯科衛生指導"の必要性の有無，"嚥下や摂食について"の介護サービス上の留意事項などに限られます．これでは要介護者の口腔状態を正確に把握できないだけでなく，ケアプランに歯科関連介護が採用されにくい構造となっています．ケアプラン作成手段であるMDS-HC方式をみても，口腔に関するチェック項目はたった一つしかなく，口腔の問題がケアプランにあがってくることはまれです．介護スタッフからは，口腔ケアに関する情報の不足が指摘され

表1 介護現場における歯科領域の問題点

1. 基本調査，主治医の意見書に歯科関連項目が少ない．
2. 口腔ケア，摂食・嚥下障害への対処やその他の診療依頼に対し，歯科医療サイドで十分に対応する社会的システムがない．
3. 口腔ケア，摂食・嚥下障害への対処に正確な知識と診断と技術をもち，適切に対処できる歯科医療機関は少ない．
4. 訪問看護ステーション等の看護・介護提供者との関連が不十分．

ており，要介護高齢者の口腔清掃について相談できる歯科医師，歯科衛生士を紹介してほしいという要望が寄せられています[6]（表1）．

近年，口腔ケアを全身疾患の予防や健康増進への治療の一環として捉え，介護保険制度の中で，居宅では「居宅療養管理指導料」，事業所では「口腔機能向上加算（サービス）」，特養や老健など介護施設では「口腔機能維持管理加算」がそれぞれ導入されました．

5 介護者・看護師の口腔ケアの認識と現状

介護者・看護師の間でも，要介護高齢者への口腔ケアの重要性は認識されているものの，本格的取り組みはいまだ少ないことを受け，特別養護老人ホームに従事する職員の口腔ケアに対する認識を調査し[7,8]，その結果を図9～13にまとめました．

調査の結果，口腔ケアを行ったことがあると回答した職員は約85％で，特に

図 9 介護職員の口腔ケアへの認識 1

口腔ケアを行ったことがあるか
- ある 84.9%
- ない 15.1%

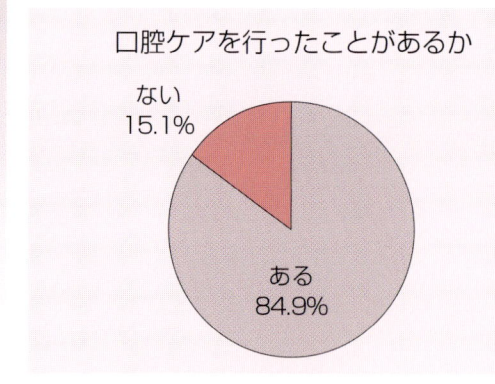

口腔ケアが重要だと思うか
- 思う 94.7%
- 少し思う 5%
- 思わない 0.2%
- 無回答 0.1%

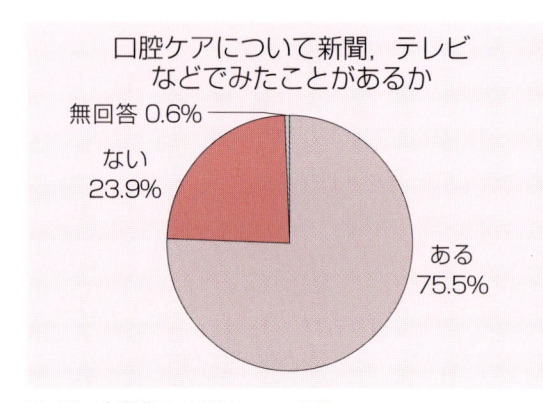

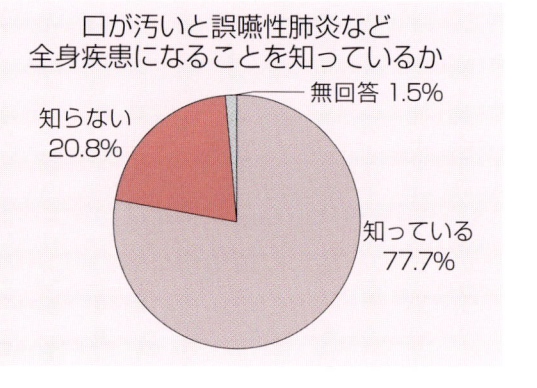

図 10 介護職員の口腔ケアへの認識 2

口腔ケアについて新聞，テレビなどでみたことがあるか
- ある 75.5%
- ない 23.9%
- 無回答 0.6%

口が汚いと誤嚥性肺炎など全身疾患になることを知っているか
- 知っている 77.7%
- 知らない 20.8%
- 無回答 1.5%

78％の職員が口腔ケアと誤嚥性肺炎等の全身疾患との因果関係についての知識をもっており，マスメディアより口腔ケアの情報を得た職員が 3/4 も存在しました．

直接介護に携わる介護者，看護師ではその大部分が実施していることが明らかとなりました．99％以上の職員が口腔ケアを重要と認識し，多くの職員が口腔ケアに興味を示したことから，施設における口腔ケアの認識度は極めて高く，口腔ケアへの意欲は十分にあることがわかりました（図9）．また，78％の職員が口腔ケアと誤嚥性肺炎等の全身疾患との因果関係についての知識をもっており，誤嚥性肺炎等の全身疾患を予防するうえで口腔ケアが重要であることが十分認識されていたといえます（図10）．

しかし，口腔ケアへの認識があるにもかかわらず，口腔ケアの指導を受けた職員は半数に満たず，ほとんどの職員が指導を希望しています．施設現場での口腔ケアへの教育・指導が十分に行き届いていない現状から，現在の口腔ケアの教育・指導体制は不十分といえます（図

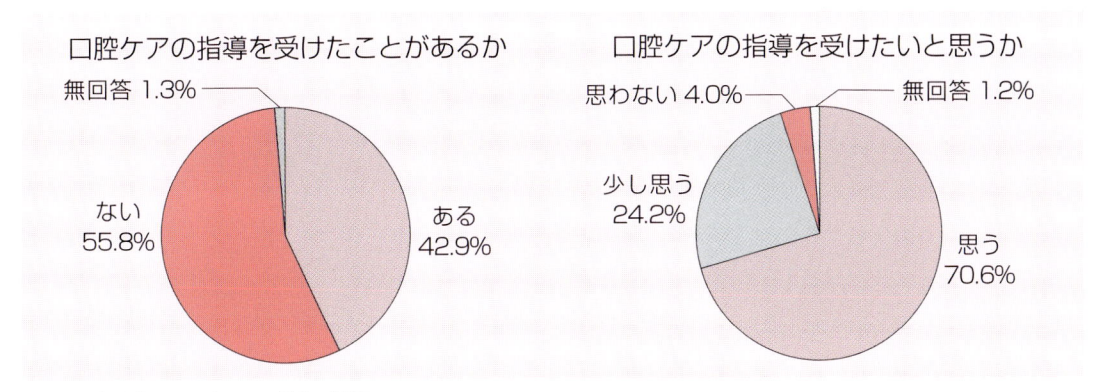

図 11 介護職員の口腔ケアの教育・指導

介護職員の約 43％が口腔ケアの指導を受けていましたが，ほとんどの職員が指導を希望しており，施設現場での口腔ケアへの教育・指導が十分に行き届いていないのが実状です．

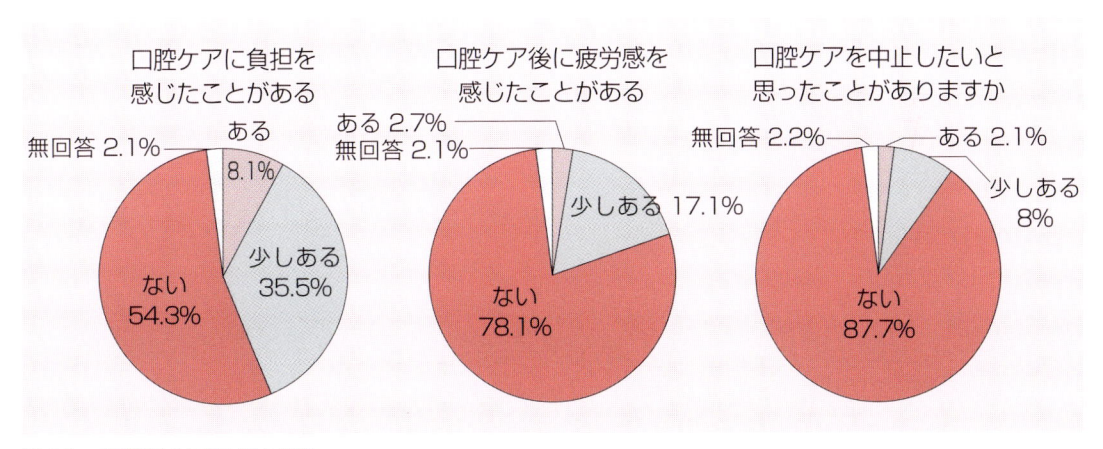

図 12 介護職員の口腔ケアの負担

11）．

一方，約 44％の職員が口腔ケアを負担と感じ，約 20％の職員が口腔ケア後，疲労感を感じ，さらに約 10％が口腔ケアを中止したいと考えていました（図12）．

要介護高齢者の口腔ケアは一般に不自由な状況下に無理な姿勢で行われ，介護職員にとっては大きな負担となります．

また，口腔ケアの実際の方法について，看護師や介護者が必ずしも十分な知識をもっているとはいえず，口のなかの清掃法についてもそれぞれの現場で経験的に，あるいは慣例的に行われているのみで，系統立った方法が普及されているとはいえません．標準化された方法で口腔ケアを行ったことがある職員は 3 割にも満たず，明確な口腔ケアシステムやマニ

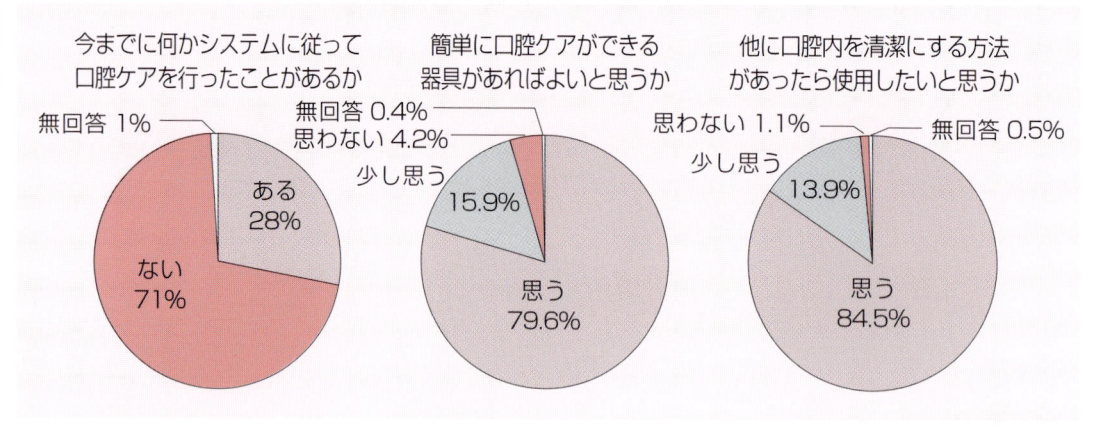

図13 口腔ケアのシステム化や口腔ケア支援機器の必要性

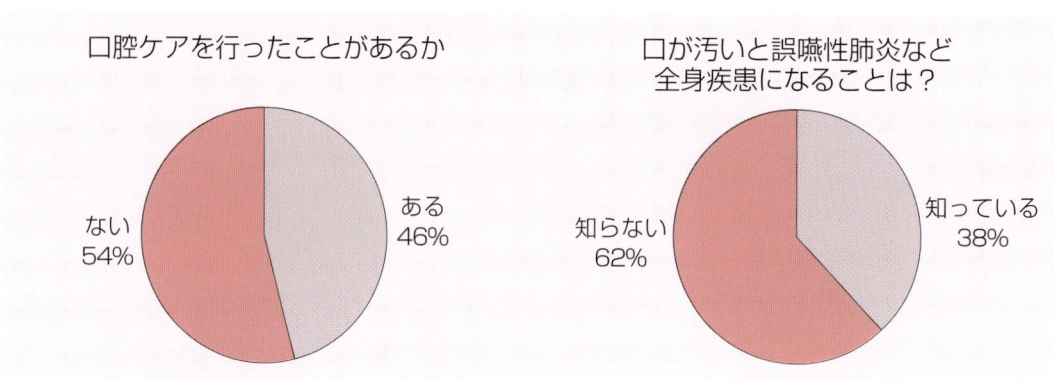

図14 在宅要介護高齢者の介護者の口腔ケアへの認識

ュアルをもつ施設は少ないようです．看護師，介護者の労力を軽減できる口腔ケアの標準化やシステム化が緊急の課題だったのです（図13）．

6 在宅介護者の口腔ケアの認識

在宅介護者のアンケートでは，施設の介護者に比較して口腔ケアはほとんど普及しておらず，口腔と全身疾患の関係もほとんど知られていないことがわかります（図14）．さらに，在宅介護者の口腔ケアの負担度を調査したところ，かなりの介護者が負担に感じていることが判明しました（図15）．

ですから，施設と同様に在宅要介護高齢者への簡易で有効な口腔ケアシステムの実践は非常に重要といえるでしょう．

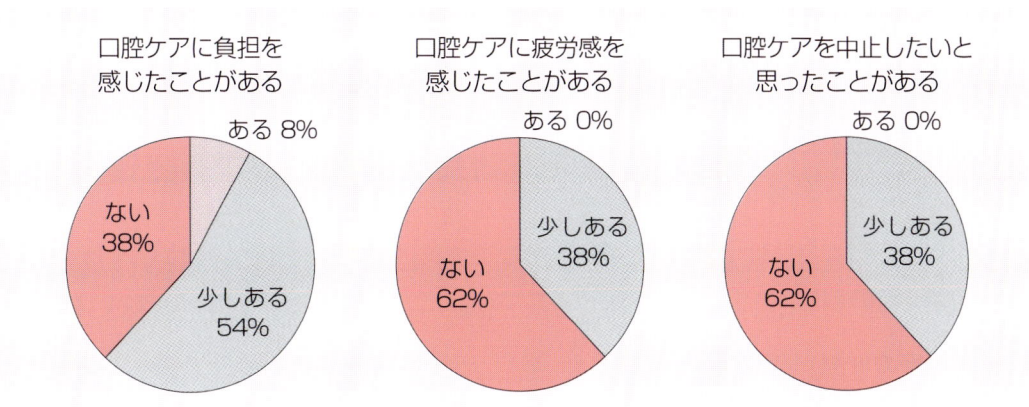

図15 在宅要介護高齢者の介護者の口腔ケアの負担

文　献

1）角　保徳，三浦宏子，永長周一郎，上田　実：高齢者の口腔状況と機能に関する研究，第1報：通院高齢者の口腔状況と機能に関する研究．老年歯学，14：322-326，2000．
2）平成10年度在宅寝たきり老人口腔実態調査モデル事業報告書．
3）在宅寝たきり老人等歯科診療報告書．
4）新井康司，角　保徳，植松　宏，三浦宏子，谷向　知：痴呆性高齢者の歯科保健行動と摂食行動．国立療養所中部病院歯科における実態調査．老年歯学，17：9-14，2002．
5）老人保健施設および特別養護老人ホームにおける口腔ケアの支援態勢に関する調査．医療経済研究機構，東京，1996．
6）角　保徳：介護保険と歯科医療：病院歯科の立場から1．愛知県保険医新聞，1446-1448号．
7）Y. Sumi, H. Nakamura, S. Nagaosa, Y. Michiwaki, M, Magaya : Attitudes to oral care among caregivers in Japanese nursing homes. Gerodontology, 18：2-6, 2001.
8）中村康典，三村　保，野添悦郎，平原成浩，宮脇昭彦，西原一秀，守山泰司，角　保徳：鹿児島県の特別養護老人ホームにおける口腔ケアに関する実態調査―介護職員の口腔ケアに対する認識について―．老年歯学，16：242-246，2001．

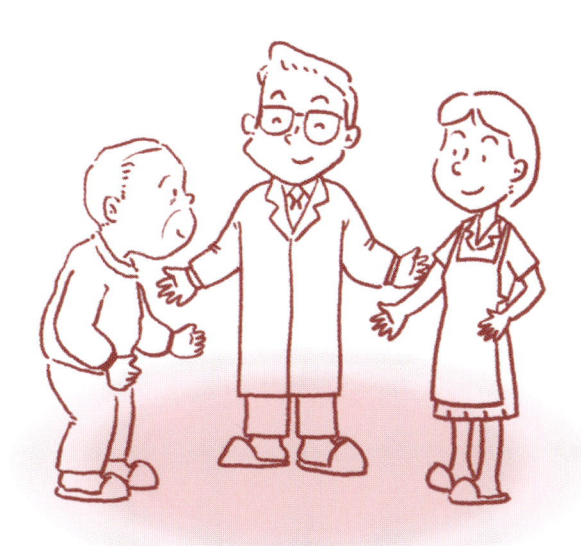

本章では，口腔ケアを行うにあたって知っておきたい基礎知識や口腔ケア時の注意事項をまとめました．口腔ケアを行う前にぜひ確認してください．

1 全身状態の確認

1) 全身疾患の有無，程度の確認

要介護高齢者は，ほとんどの場合，何らかの全身疾患をもっています．口腔ケアを行うにあたって，基礎疾患および現在の全身状態を把握することはとても大切です．全身疾患によって引き起こされる口腔疾患の予防，逆に口腔ケアに関連して起こりうる合併症予防のためにもしっかり把握しておきましょう．たとえば，免疫抑制剤を使用中の方や糖尿病に罹患している方は抵抗力が弱く，感染症にかかりやすいので，口腔ケアといえども実施後感染に気をつけなければなりません．

2) 日常生活動作（ADL:Activity of Daily Living）の確認

自立度が高い場合を除き，口腔ケアを行うにあたって体の自由度は重要な意味をもちます．たとえば，麻痺・骨折などがあると体の動きが制限されるため，口腔内に汚れがたまりやすくなります．また，骨折や褥瘡性潰瘍に関する情報は口腔ケア時の体位変換の参考になります．上肢の可動性は，口腔清掃や義歯の着脱や清掃などに影響するので，その把握は重要です．口腔ケア時の誤嚥をできるだけ予防するために，座位がとれるかどうかを確認します．

3) 感染症の有無の確認

院内感染防止や自分が感染症をもらわないために，口腔ケア前に感染症の有無を確認することが必要です．注意すべき感染症には，肝炎ウイルス，HIV ウイルスや MRSA（メチシリン耐性黄色ブドウ球菌）などがあります．

ウイルス：わが国では B 型肝炎，C 型肝炎，成人 T 細胞白血病などのキャリ

口腔ケアを行うために必要な基礎知識

アが数％存在します．また，近年蔓延している疾患として，後天性免疫不全症候群（AIDS：HIV感染症）があげられます．院内感染の予防および術者への感染を防止する意味で，処置前の十分な問診，カルテの確認および必要に応じて血液検査が重要です．

口腔ケア時には，感染症の有無にかかわらず，スタンダードプレコーションの実践が基本となります．しかし，すべての口腔ケア対象患者にスタンダードプレコーションを行うのはコストがかかりすぎるため，困難であるのが現状です．

4）易感染性の有無の確認

糖尿病，ステロイド服用中の患者，腎不全（透析中の患者），低免疫状態の疾患〈後天性免疫不全症候群（AIDS），臓器移植後の免疫抑制剤投与中，抗がん剤投与中など〉といった易感染性の高い患者さんも術前に確認し，口腔内を傷つけない，誤嚥させないように注意します．免疫状態は正常でも，心臓人工弁置換術後，弁膜疾患，心不全などの患者さんでは，口腔ケアにより感染性心内膜炎を発症することもあるので，全身疾患の既往歴に加えてもう一度確認します．

5）出血傾向の確認

口腔ケアを行うと，しばしば口腔出血が認められます．そのため，出血傾向には注意が必要です．

出血の原因には，血小板異常，血液凝固因子異常，抗凝固薬・抗血小板薬の使

Memo：スタンダードプレコーション

標準感染予防策ともいわれ，感染管理・感染対策のための根本概念です．すべての患者・医療従事者に適応され，病原微生物の感染源確認の有無にかかわらず，血液，だ液を含むすべての体液，傷のある皮膚，そして粘膜が感染原因になりうるという考えにもとづいています．

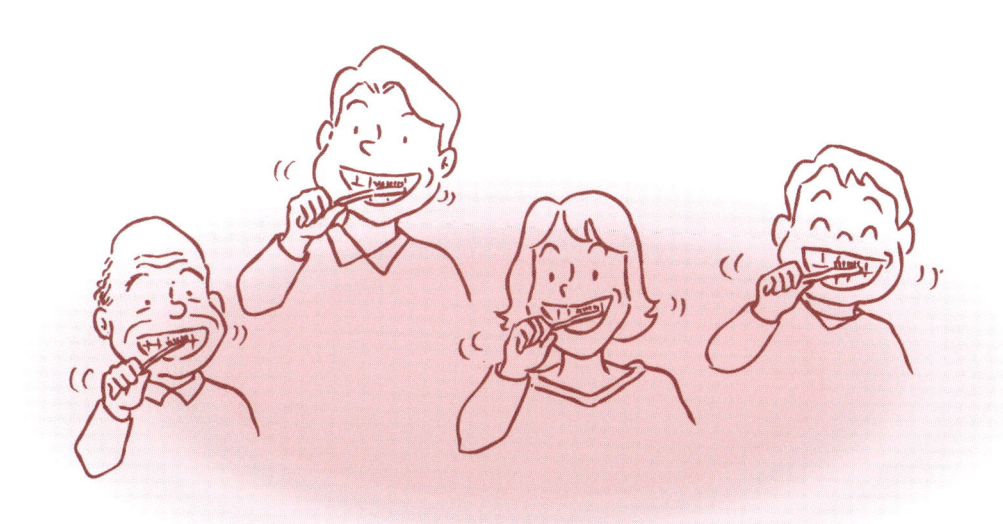

用，血管の脆弱性などが考えられます．高齢化の進展とともに，循環器疾患や脳血管障害の患者さんが増加します．長期にわたって抗凝固薬や抗血小板薬が投与されていることも多いでしょう．これらの患者さんが口腔ケアを受ける機会が増えているので，カルテを確認する際に，ワーファリン，バイアスピリン，バファリン81mg錠，パナルジンなどの代表的薬剤服薬の有無を確認することが重要です．これらの抗凝固薬や抗血小板薬が投与されるおもな疾患には，心筋梗塞，脳梗塞，血栓症，心臓疾患の手術後，腎臓透析患者などがあります．白血病や血小板減少症などの血液疾患では歯肉出血を中心とする口腔粘膜出血を主症状あるいは部分症状として示すことがあるので注意が必要です．

6) 認知機能の確認

要介護高齢者では認知症の方も多く，そのような方への口腔ケアにおいては，あらかじめ認知機能の程度を把握しておくと意思疎通の助けとなります．

認知症を発症すると，口腔衛生状態を維持できなくなることが知られ，患者さん自身で口腔内の清潔を維持することは困難となります．認知症の患者さんは，見当識障害，意欲の喪失，理解力の低下，集中力低下などの症状があり，口腔ケアに対して非協力的であることが多く，実施するうえで問題が生じやすくなります．認知症のため口腔ケアの必要性が理解できず，口を閉じたまま（噛みしめたまま）開けようとしなかったり，噛みついたり，暴れたりする場合があります[1,2]．

2　口腔ケアに影響を与える全身疾患

口腔ケアにあたり配慮すべき全身疾患は，糖尿病，脳血管障害，高血圧，虚血性心疾患，心不全，腎疾患，肝疾患，血

Memo：MRSA

メチシリン耐性黄色ブドウ球菌（Methicillin-resistant *Staphylococcus aureus*；MRSA）とは，抗菌薬メチシリンに対する薬剤耐性を獲得した黄色ブドウ球菌を指します．実際は多くの抗菌薬に耐性を示す多剤耐性菌で，健康な人の鼻腔，咽頭，皮膚などから検出されることがあります．口腔内常在菌ではありませんが，要介護高齢者の口腔からかなりの確率で検出されます．高齢者や入院中の患者さん，介護施設の患者さんでは注意が必要です．口腔ケアを行う部位が気道に接しているので，特に高齢者や易感染者ではMRSA肺炎を起こしたり口腔ケア時には院内感染を起こさないように注意が必要です．

液疾患，自己免疫疾患，認知症など多種多様です（**表1**）．これら現在罹患している全身疾患は，口腔ケアを行ううえで治療方針に影響を及ぼす可能性があるので，必ず事前に評価しその疾患に対する治療内容を把握することが求められます．以下に，口腔ケアを行うにあたりそれぞれの全身疾患に関する必要最小限の知識と注意事項を記載しました．

1）循環器疾患

高血圧の患者さんに口腔ケアを行うときは血圧の変動に注意が必要です．口腔ケアにより患者さんが感じる精神的緊張や刺激は，血圧変動を助長する因子です．口腔ケアの必要性，安全性の十分な説明を行い，丁寧で愛護的な口腔ケアを心がけます．必要に応じて血圧測定などを行い，口腔ケア中のバイタルサインをチェックします．

おもな虚血性心疾患には狭心症と心筋梗塞がありますが，後者のほうが重症です．心臓の冠動脈は動脈硬化の好発部位です．狭心症は一過性の心筋虚血で，急激に起こる2～3分の前胸部重圧感を示すことが多く，発作時の対応を主治医と確認したうえで口腔ケアを行います．心筋梗塞は冠動脈が完全に閉塞し末梢の心筋の壊死を生じるため，激しい胸痛が持続します．心筋梗塞発作の既往のある患者さんは，既往のない人に比較して約50倍，再発作の可能性が高いと報告されているので，口腔ケアに当たっては慎重な対応が必要です．心筋梗塞回復期の患者さんはストレス耐性が弱いため，内科主治医のアドバイスのもとに口腔ケアを行うようにします．また，これらの疾患ではワーファリンなどの抗凝固薬が使

表1 口腔ケアに影響を与える全身疾患（角，2012.[3]）

①循環器疾患：高血圧，心筋梗塞，狭心症，感染性心内膜炎など
②脳血管障害：脳梗塞，脳出血など
③代謝性疾患：糖尿病，甲状腺疾患など
④腎疾患：腎不全，腎透析中など
⑤肝疾患：肝硬変，ウイルス性肝炎
⑥呼吸器疾患：誤嚥性肺炎，慢性閉塞性肺疾患（COPD）など
⑦血液疾患：白血病，悪性リンパ腫，貧血など
⑧認知症：アルツハイマー型認知症，脳血管性認知症など

Memo：感染性心内膜炎

口腔ケアや歯石除去などにより，口腔内細菌が血液を介して心臓の弁や心内膜に感染し組織を破壊することで，種々の心機能障害，血栓症，梗塞症，塞栓症等を起こします．感染性心内膜炎の原因のうち約45％が口腔細菌であるという報告もあり，心疾患を持つ患者さんでは口腔ケアの直前にイソジンガーグルなどの口腔内消毒薬を使用し，菌血症の発生を抑制するとよいでしょう．

用されていることが多いので注意します．

2）脳血管障害（脳卒中）

脳卒中は，要介護状態となる原因疾患の第1位であり，その口腔ケアを依頼される頻度は高く，その知識は重要です．

脳卒中は，血管が破綻するもの（脳出血）と血管が閉塞するもの（脳梗塞）の2種類に分類されます．脳出血では，高血圧が長期間に及ぶことで脳動脈硬化や脳動脈瘤が形成されると，急激な血圧上昇により脳の血管が破裂し出血を起こします．脳出血を再発させないために血圧のコントロールに注意し，丁寧な口腔ケアを心がけましょう．脳梗塞は，高齢者に多くみられ，動脈硬化から脳動脈の狭窄や血栓が生じ，梗塞となります．再梗塞を予防する目的で血液が固まりにくくなるワーファリン，バファリン81mg錠，パナルジンに代表される抗凝固薬，抗血小板薬を内服していることがあるので，歯肉出血に注意して口腔ケアを行います（図1，2）．

3）代謝疾患

①糖尿病

インスリンの不足による慢性の高血糖状態を主徴とする代謝疾患です．糖尿病の患者さんは，細菌に対する抵抗力が弱く，創傷の治癒も悪いので，事前に糖尿病の既往の有無，服用薬剤および空腹時血糖値やグリコヘモグロビンA1c（HbA1c）値をチェックするとよいでしょう．また，低血糖を生じると危険なの

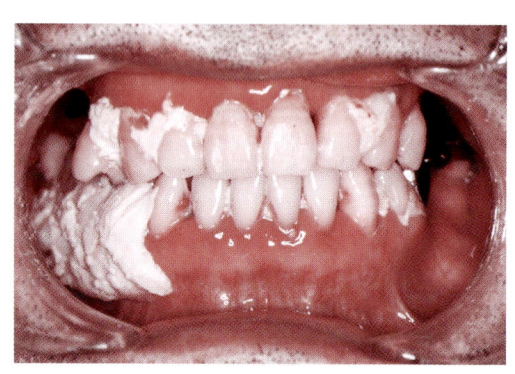

図1　脳梗塞急性期の特徴的口腔
右側に食物残渣が蓄積し，歯ぐきの腫脹・発赤を認めます．脳梗塞により片麻痺が生じると口腔内も舌や頰筋の運動機能が低下し，食塊をうまく移動できないだけでなく食塊形成も困難となります．知覚が麻痺しているので，食物残渣の存在が患者自身にわかりません．脳梗塞患者の多くは，口腔清掃への意欲が薄れるだけでなく，運動神経麻痺により片手が麻痺することも多いので，口腔内は不潔なまま放置されている傾向があります．さらに，嚥下機能が不十分なため誤嚥しやすく，誤嚥性肺炎の危険があります．

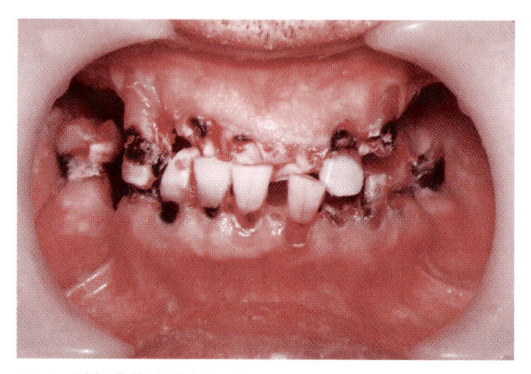

図2　脳梗塞後遺症患者（76歳男性）の口腔状態
急性期に十分な口腔管理を受けられなかったために，多発性のう蝕，歯周病，残根などがみられます．家族によると脳梗塞発病前はここまでひどい口腔状態ではなかったとのことで，脳梗塞発症後の口腔ケアの重要性があらためて認識される例です．

で，対策として飴やジュースを準備するとよいでしょう．

②甲状腺疾患

甲状腺疾患には，機能亢進症としてバセドウ病，機能低下症として粘液水腫などがあります．甲状腺機能亢進症の患者さんでは頻脈，不整脈などを起こすことが多いため，内科医に対診し，甲状腺ホルモンが正常化していることを確認したうえで，口腔ケアを計画します．甲状腺機能低下症の患者さんでは，徐脈や低血圧状態の有無について確認し，重症例では術前の甲状腺ホルモン剤の増量投与が必要なので担当医の指示を仰ぐ必要があります．

③骨粗鬆症

わが国の骨粗鬆症患者は約780万〜1,100万人であると推定されており，今後，多くの骨粗鬆症患者が歯科医院を訪れたり，在宅で口腔ケアを受けることが予想されます．ビスホスホネート系薬剤は，骨粗鬆症に対する有用性が認められており，現在国内外の骨粗鬆症ガイドラインでは第1選択薬として位置づけられています．しかし，近年，ビスホスホネート系薬剤との関連が疑われる重篤な顎骨壊死・顎骨骨髄炎が多数報告されているため，口腔ケア時にもビスホスホネート系薬剤の服用の有無や口腔症状に注意を払う必要があります（図7参照）．

4）腎疾患

腎疾患の患者さんに口腔ケアを行う場合，特に問題となりやすいのは血液透析です．透析患者の口腔ケアで留意すべきことは，①易出血性，②易感染性，③ウイルス汚染です．透析患者では，肝炎ウイルスのキャリアが多いので，術前に確認することが大切です．口腔ケアを行うことで院内感染を引き起こさないよう十分に気をつけましょう．

5）肝疾患

肝臓は血液凝固に関する多くの因子を産生しており，肝炎や肝硬変の患者さんの口腔ケア時は出血傾向を示すことがあるので注意が必要です（**図3**）．肝疾患の患者さんでは，肝炎ウイルスのキャリア

Memo：グリコヘモグロビンA1c（HbA1c）

グリコヘモグロビンA1c（HbA1c）は赤血球寿命がつきるまで血中に残るので，HbA1cは過去1〜2カ月の血糖値の平均とよく相関します．1カ月に1回定期的に測定することで血糖コントロール状態を正確に知ることができます（少なくとも6.2〜6.9%未満であれば，コントロール良好〈NGSP値〉）．

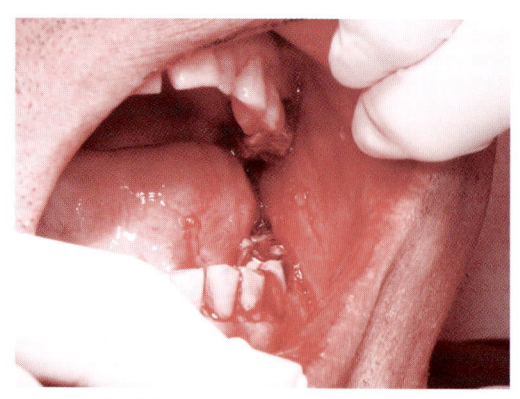

図3　肝機能障害による歯肉出血
　肝臓は血液凝固因子を産生しているので，肝臓に障害が生じると出血や止血困難を生じやすくなります．

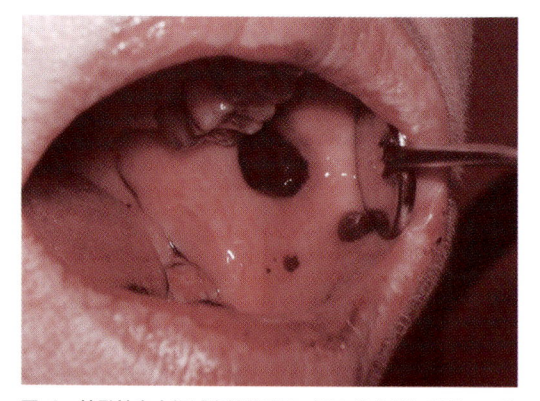

図4　特発性血小板減少性紫斑病（74歳女性）患者の口腔粘膜下出血
　特発性血小板減少性紫斑病は，血小板に対する自己抗体が血小板に結合した結果，マクロファージにより貪食・破壊されて血小板が減少し，出血傾向をきたす疾患です．頭蓋内出血や腹腔内出血がおもな死因となるので，口腔ケア時にはストレスを与えないように注意しましょう．

である可能性が高いので，術前にカルテで感染症の有無を確認することが重要であり，口腔ケアを行うことによる院内感染には十分気をつけなくてはなりません．

6）呼吸器疾患

　2011年の人口動態統計によると，日本人の死因は，多い順にがん，心疾患，肺炎の順で，肺炎が死因の3位となりました．肺炎死亡の92％は高齢者であり，その約70％は誤嚥性肺炎であると診断されていることから，口腔ケアは要介護高齢者には必須のケアです．

　口腔ケア時に注意する呼吸器疾患には，慢性気管支炎，肺気腫に代表される慢性閉塞性肺疾患（COPD）等があります．口腔ケアにおける呼吸器系疾患のリスクは，循環器疾患ほど緊急性は少ないものの，患者さんの全身状態の評価とリスク管理を的確に行い，口腔ケアの適否を決定します．

7）血液疾患

　口腔ケアを行う際に遭遇する機会の多い血液疾患に，白血病，悪性リンパ腫，貧血，紫斑病，血友病，顆粒球減少症などがあります．口腔ケアに際して，血小板減少に伴う出血や白血球減少に伴う感染などの問題を生じやすい疾患であり，慎重に対処する必要があります（図4）．白血病でも寛解期であったり，血友病でも適切な止血法を行えば口腔ケアは可能です．しかし，出血対策，感染対策など十分な準備のもとで行う必要があるので，口腔ケアの適否を主治医と慎重に検討します．白血病患者の骨髄移植前後，寛解期の口腔内感染源の除去や口腔衛生管理は，生命予後にも関連するので極め

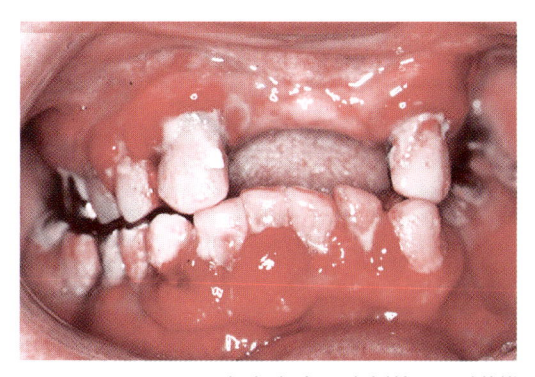

図5 アルツハイマー型認知症（66歳女性）の口腔状態
(Sumi, et al., 2002.[4])
　認知症の患者さんの口腔状態は大変悲惨なことが多くあります．本例では，歯ぐきは腫脹し，ポケットから，排膿を認めました．歯ぐきの炎症は高度で容易に出血し，数々の全身疾患への影響が危惧されます．自分で口腔清掃ができないので，患者さんのご主人が口腔ケアを行っています．

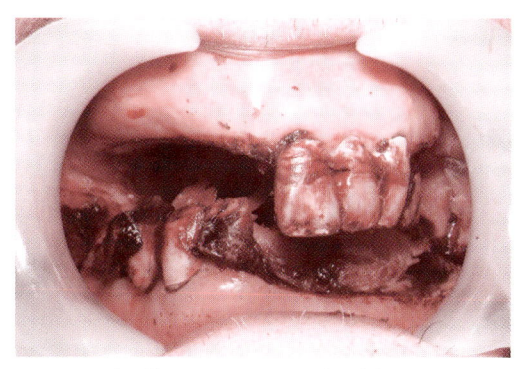

図6　86歳男性，ワーファリン服用中の患者さんに不適切な口腔ケアで広範な口腔出血を生じた症例（角, 2012.[3]）

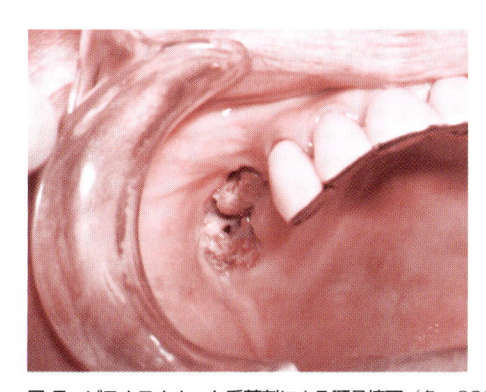

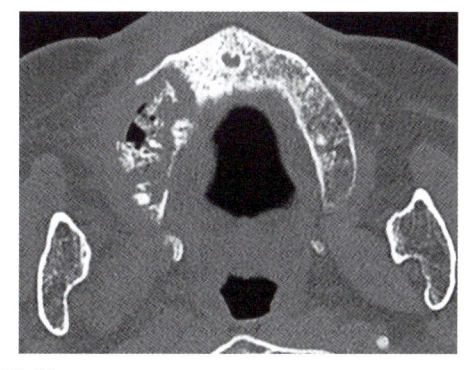

図7　ビスホスホネート系薬剤による顎骨壊死（角, 2008.[5]）
　ビスホスホネート系薬剤内服中に近医で抜歯を行ったあと，腐骨を形成した例（82歳女性）．口腔内所見では右側上顎臼歯部腐骨の露出が認められます．CT像では右側上顎臼歯部の広範な骨破壊が認められます．

て重要です．

8）認知症

　口腔ケアが必要な代表的な疾患として認知症があります（図5）．認知症の患者さんでは，口腔ケアを拒否したり，口を開けない，噛みつく等の行動をとる恐れがあります．認知症の患者さんに対する口腔ケアでは，患者さんへの十分な説明と本人の納得が重要であり，患者さんの理解力が低いときはその家族に口腔ケアの必要性を十分に説明し，できれば書面で承諾を得ておくことが大切です[1]．

9）薬剤による口腔病変

　要介護高齢者は多くの薬剤を服用しています．そのなかで，ワーファリンによる口腔出血（図6），ビスホスホネート

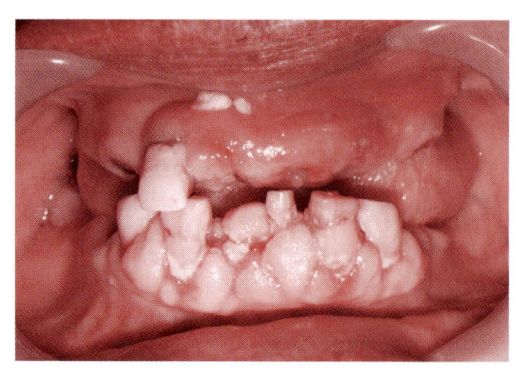

図8 カルシウム拮抗薬（ノルバスク）内服による歯肉増殖症（角，2012.[3]）

　高血圧や狭心症などの治療に使用されているカルシウム拮抗薬を服用している場合，その副作用で歯肉腫脹をきたすことがあります．内科医と相談し，カルシウム拮抗薬以外の薬剤に変更が可能かどうかを検討します．また，口腔清掃を十分に行い，ルートプレーニングなど歯周治療を行います．必要に応じて歯肉腫脹が引かない部位に歯肉切除術を行います．

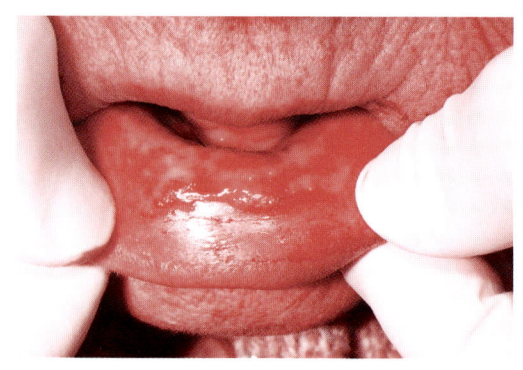

図9 抗リウマチ薬の副作用による口内炎（高木，角ほか，2009.[6]）

　慢性関節リウマチの薬物療法において，メトトレキサート（リウマトレックス）の有効性は他の抗リウマチ薬と比較し有用ですが，本例のように副作用により重度の口内炎をきたす場合があるので注意が必要です．

Memo：認知症への対応 [1,2]

　認知症の患者さんは，口腔内の問題を自分で訴えることが少ないので，周囲の人々がその問題に気づく必要があります．認知症の患者さんは，口腔ケアの意味が理解できず，ケアされることに恐怖感があるようです．そこで，術者は，患者さんの気持ちを受容しながら，対応することが必要です．まず，信頼関係を構築するよう努力します．

　口腔ケアスポンジや歯ブラシなどを異物と思い込み，口腔内に入れられるのを嫌がることもあります．口腔ケア開始当初は，患者さんが一番慣れて信頼している看護師，介護者に口腔ケアをお願いするとよいでしょう．突然，あまり会ったことのない看護師や介護者が口腔ケアを行おうとしても拒否されることが多くあります．口腔ケアの知識だけでなく，認知症の症状についての理解や知識を深め，上手に誘導したり，一緒に散歩したり，時間を共有すると受容されていきます．

　口腔ケアにあたっては，相手が納得できる確かな技術を用いることも重要です．口腔ケア時に，痛みや不安を与えないようにしましょう．また，口腔ケアを行う前に，相手の生活のペースに合わせることが必要です．

　義歯洗浄剤の管理に注意しましょう．飲み込んだり，食べたりする可能性があります．

表2　バイタルサインのチェック項目（角, 2012.[3)]）

1. 意　識	意識があるか，ないか 意識レベル（Japan Come Scale；JCS）はどの程度か
2. 呼　吸	頻呼吸（25回／分以上）もしくは呼吸停止 血中酸素飽和度はどの程度か
3. 脈　拍	頻脈（100回／分以上）か，徐脈（60回／分以下）か，また不整脈はないか （特に心室細動等に移行しやすい悪性不整脈）
4. 血　圧	血圧は高くないか，低すぎないか
5. 体　温	発熱していないか

系薬剤による顎骨壊死（図7），カルシウム拮抗薬による歯肉腫脹（図8），抗リウマチ薬による口内炎（図9）などがよくみられるので注意が必要です．ここでは，参考として臨床写真を掲載します．

3　口腔ケアに必要な情報収集の手順

本項からは口腔ケアに必要な全身所見など情報の収集手順を記載します．

医科的視点からみた口腔や全身状態のアセスメント，全身と口腔状態を評価する観察力，判断力，実際の臨床技術をもつことが必要です．口腔ケアの最中には，全身状態が悪化したり，誤嚥や口腔出血などが生じる可能性が高く，術中・術後の合併症を予防するためにも，口腔ケア担当者が責任を持って患者さんの全身状態を事前に把握する必要があります．

口腔ケアに必要な全身状態の情報は，おもに問診から得るのですが，要介護高齢者の場合，問診が十分できないことが多いので，最初に要介護状態を引き起こしている主疾患や合併症についてカルテで確認し，全身疾患の程度や現状を把握します．そのうえで担当医師や看護師，ケアマネジャーなどに全身状態や現状の問題点を確認し，口腔ケアが可能かどうかを判断しなければなりません．高齢者は生理的機能が低下する一方で，基礎疾患や生活習慣病などの慢性疾患を有することが多いので注意が必要です．

カルテなどで確認すべき全身状態の情報を以下に記載します．

① 全身疾患の現病歴と既往歴
② 意識レベル
③ バイタルサイン（**表2**）
④ B型肝炎，C型肝炎，MRSA（メチシリン耐性黄色ブドウ球菌）などの感染症
⑤ 出血傾向（抗凝固薬，抗血小板薬服用を含む）
⑥ 認知機能
⑦ ADL（特に座位が可能か）
⑧ 栄養状態

⑨ QOL

以上から口腔ケアが可能と判断されたら，可能な範囲で問診と視診，触診などの診査を行い，バイタルサインのチェックを含む全身状態を最終的に把握します．口腔ケア時に注意すべき現場で必要な知識と対応について，表3にまとめたので参考にして下さい．

4 口腔内の状況の把握

口腔ケアを行う前に，次の評価項目を見落とさないようにしてください．

1) 口腔内の汚れ（全体の把握，図10）

歯垢，食物残渣，歯石，口臭，痰，痂皮様付着物の有無や部位を確認しましょう．

2) 歯ぐき

歯周病（歯ぐきの腫れ，発赤，出血，排膿，動揺歯）の程度，粘膜疾患の有無が観察の要点です．要介護高齢者では，辺縁歯肉は発赤や腫れが目立ち，深いポケット（歯と歯ぐきの間の溝）や排膿を認めることもあります．

3) 歯

歯の有無，う蝕，咬耗，磨耗，残根（歯冠という歯の上部が失われて歯の根の部分が残っている状態），不良な補綴物，歯の鋭縁がチェックポイントとなります．加齢に伴って残存歯は動揺度が大きくなったり，歯根面のう蝕，歯頸部露出，残根状態などがみられます．これらの周辺には食物残渣，歯垢，歯石がつきやすく，歯肉炎，歯周炎を悪化させます．また，高齢者の場合，歯ぐきが退縮しているので脱灰しやすい歯の根の部分が口のなかに露出しているため，特に歯頸部

表3 口腔ケア施行時に注意すべき現場で必要な知識と対応（角，2012.[3]）

1. 基礎疾患の急性増悪の可能性がある場合
   虚血性心疾患，脳血管障害，糖尿病など
2. 止血対策の必要な場合
   ・出血性素因疾患
   ・肝疾患（肝硬変）
   ・抗凝固薬・抗血小板薬服用疾患（心筋梗塞，脳梗塞など）
   ・抗がん剤による血小板減少
   ・透析後の患者
3. 感染予防対策の必要な場合
   ・患者の易感染性（糖尿病，ステロイド薬服用など）
   ・感染性心内膜炎，弁膜疾患
   ・低免疫状態の疾患（HIV，移植後）
   ・感染の媒介および術者への感染
   ・B型肝炎，C型肝炎，HIV，梅毒，HTLV-Iの確認
4. 投与中の薬剤に注意すべき場合
   ・抗凝固薬・抗血小板薬
   ・ビスホスホネート系薬剤（メモ④参照）
   ・免疫抑制剤
   ・ステロイド薬など
5. 誤嚥・誤飲対策
   咳反射，嚥下反射の低下する疾患の確認（例：脳梗塞後遺症，パーキンソン病，筋萎縮性側索硬化症，筋ジストロフィーなど）
6. 認知症への対応
   コミュニケーションの可否，Barthel Index，要介護度の確認など
7. 口腔ケア時に遭遇するその他の注意すべき状況
   ・在宅酸素療法
   ・経管栄養管理（胃瘻，経鼻経管栄養）
   ・輸液・中心静脈栄養
   ・気管切開・人工呼吸器管理（この状態でも誤嚥のリスクはある）
   ・在宅医療におけるターミナルケア
8. 呼吸状態の悪化
   ・鼻呼吸が可能であるかの評価
   ・分泌物（痰）の増加，誤嚥，窒息（動揺歯の誤嚥など）

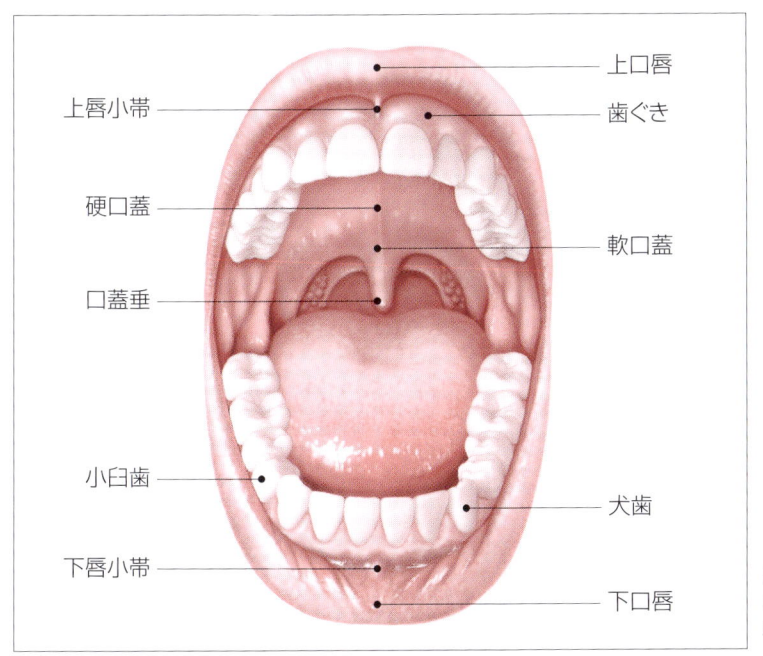

図 10 口腔の簡単な解剖図
(患者さんへの治療説明病態図・病態写真集. 医歯薬出版, 2004.[7])

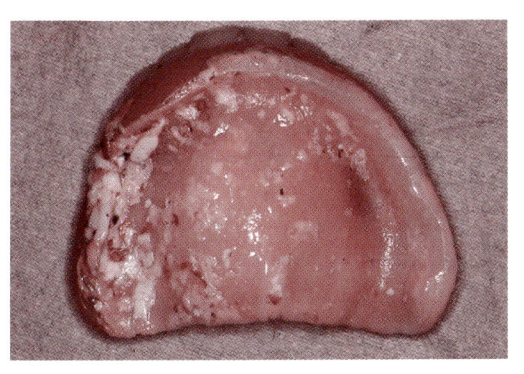

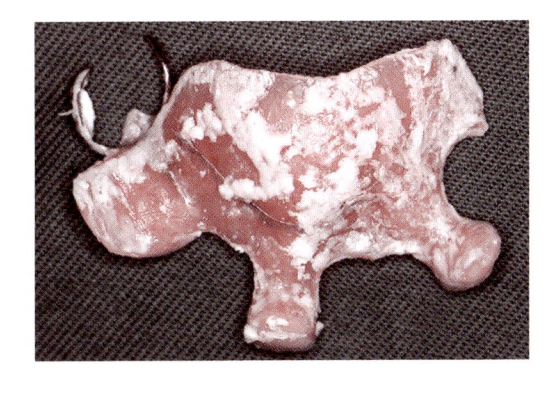

図 11 要介護高齢者の義歯の汚れ
　要介護高齢者の義歯は看護師や介護者が毎日清掃しないと汚れてしまいます．このような義歯には誤嚥性肺炎の原因菌が付着しています．

や歯根面のう蝕に罹患する危険性は高いといえます．

4) 義歯（図 11）

　義歯は食べかすが付着するだけでなく，カンジダをはじめとする細菌の格好の繁殖場になっています．このような汚れは，義歯性口内炎のみならず，高齢者にとって致命的な誤嚥性肺炎の原因にもなりえます．要介護高齢者の義歯からは，46％に誤嚥性肺炎の原因菌が検出されたという報告もあります[8]．

　義歯は食後にはずして洗浄し，就寝時

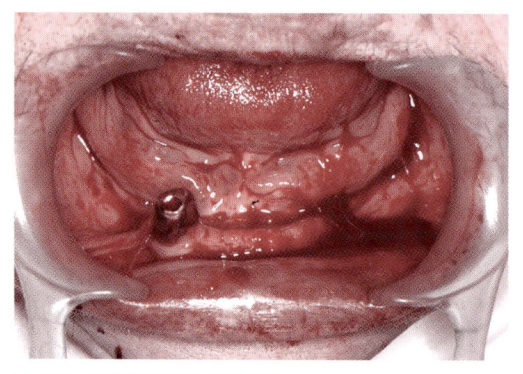

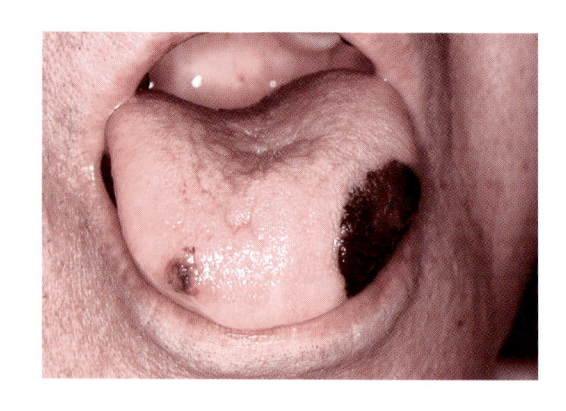

図 12　要介護高齢者の口腔出血
　左写真は義歯を入れたまま転倒し，歯ぐきから出血した例です．右写真は，血小板減少による粘膜下出血です．このような場合は，注意深く口腔ケアを行う必要があります．

図 13　脳梗塞患者にみられた残根による口唇潰瘍（角，2012.[3]）
　口唇の運動機能が麻痺し，右下犬歯残根に口唇が圧迫されて生じた褥瘡性潰瘍．患者さんは脳梗塞後の失語により痛みを看護師にうまく伝えることができないため，口輪筋が断裂するまでの潰瘍となりました．最低でも 1 日 1 回は口腔内を観察する習慣をつけたいものです．

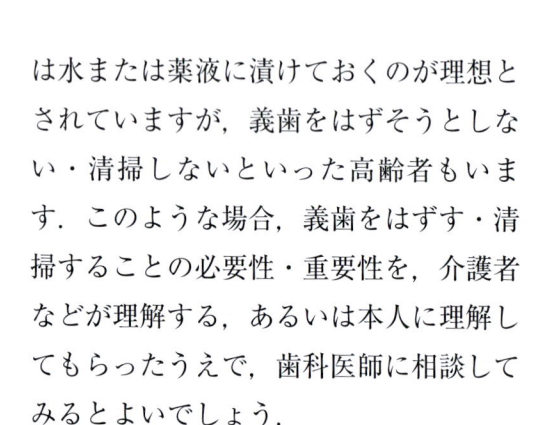

は水または薬液に漬けておくのが理想とされていますが，義歯をはずそうとしない・清掃しないといった高齢者もいます．このような場合，義歯をはずす・清掃することの必要性・重要性を，介護者などが理解する，あるいは本人に理解してもらったうえで，歯科医師に相談してみるとよいでしょう．

5）口腔粘膜

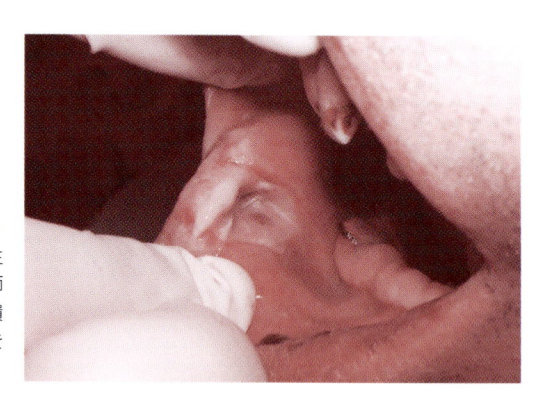

　義歯性潰瘍，粘膜疾患，口腔乾燥，口腔出血（図12）の有無を確認しましょう．
頰粘膜や顎堤（歯の抜けたあとに残った土手状の部位）の傷（図 13）から，咬み合わせの不具合あるいは義歯の不適合を知ることができます．また，口腔粘膜を観察することにより，口腔乾燥症も把握できます（図 14）．

6）舌（図 15）

　舌の可動性や可動範囲，不随意運動の有無，舌苔の有無が観察のポイントです．まず，舌運動は口腔機能の重要な位置を占めていますので，舌の動きと範囲を観察します．舌の動きが悪いと咬合・咀嚼・嚥下障害を生じたり，口蓋に痂皮様

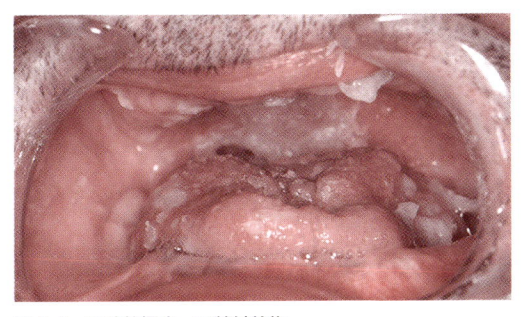

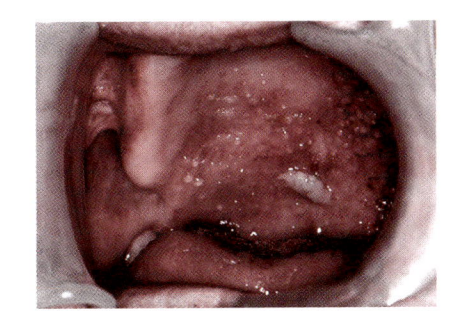

図14 口腔乾燥症，口蓋付着物
　だ液分泌低下と嚥下，喀痰機能の低下により，口蓋に痰や粘膜の剥離物が蓄積しています．これが腐敗し，独特の口臭を伴いながら，口腔内細菌の温床となります．

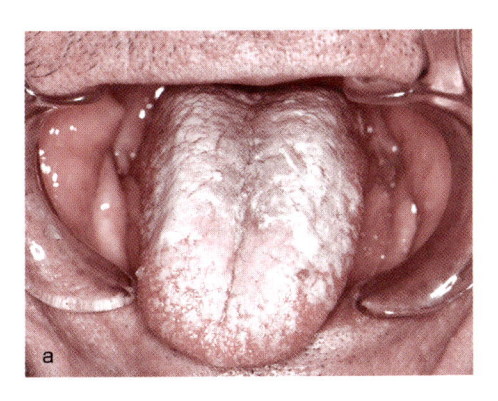

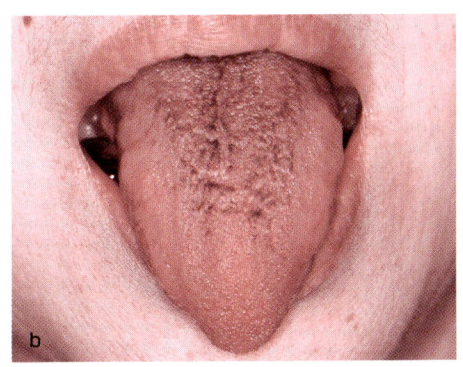

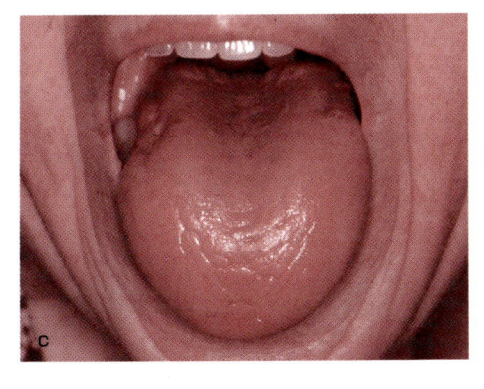

図15
a．白い舌苔：口腔清掃不良やカンジダ性口内炎を疑います．
b．黒毛舌：抗菌薬などによる菌交代現象を考えます．
c．扁平舌：ビタミン欠乏症や鉄欠乏症を疑います．扁平舌のうち，鉄欠乏で生じる Plummer Vinson Syndrome という症候群は，前癌病変ですので注意が必要です．

付着物の形成を認めることもあります．舌苔が多量に付着していると口臭の原因になり，また味覚の低下などQOLの低下につながるばかりでなく，全身感染症に関与する細菌の主要な温床にもなります．先の章でも述べましたが，舌苔とは，舌背の表面に剥がれた上皮や白血球，食物残渣，細菌などが堆積した白色，黄色あるいは黒色のコケ状の堆積物をいいます．要介護高齢者では，舌苔が形成され

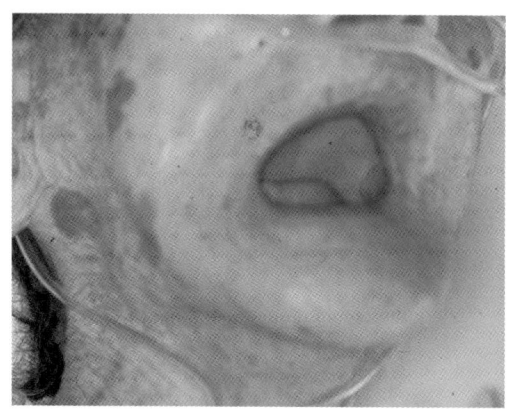

図 16 顎関節脱臼
　左写真は，寝たきりの高齢者の顎関節脱臼の様子です．誤嚥性肺炎を起こしやすい状況にあります．右写真は，習慣性顎関節脱臼を起こす患者さんにチンキャップを装着し脱臼を予防しているものです．

ている場合が多く，舌表面の堆積物の除去や舌清掃は重要です．舌苔の付着は口腔ケアの必要性を示す一方，何らかの全身の変化を表していることもあるので，注意深い観察が求められます．

　また，口腔ケアを嫌がっているわけではないのですが，オーラルジスキネジアという不随意運動により本人の意思とは無関係に舌を動かす高齢者がいます．このような場合，その動きをよく観察して可能な範囲から口腔ケアを行います．

7）だ液

　だ液の分泌量や性状が観察の要点です．高齢者は何らかの全身疾患をもっていることが多く，それに伴って薬剤を服用する結果，だ液分泌が抑制されて口腔乾燥を訴えることが増えます．このような高齢者の口腔は自浄性が悪く，粘膜があれることが多くなります．また，植物残渣の除去による粘膜の剥離，出血，かさぶたの形成，さらに細菌の血液中への流入の可能性がでてきます．したがって，口のなかのだ液量・乾燥度を確認することは重要です．

　臨床的には老化によるだ液分泌低下よりも，服用中の薬剤と関連した口腔乾燥症のほうが多いといわれています．口腔乾燥を引き起こす薬剤は，抗ヒスタミン薬，抗うつ薬，精神安定薬，神経弛緩薬，降圧薬，利尿薬，抗パーキンソン病薬，鎮咳・去痰薬など，多数知られていますので注意しましょう．

8）口腔機能

　開口制限，顎関節脱臼（**図 16**），舌運動，口唇運動，咀嚼機能，摂食・嚥下機能の障害，うがいの可否，知覚の程度を確認します．

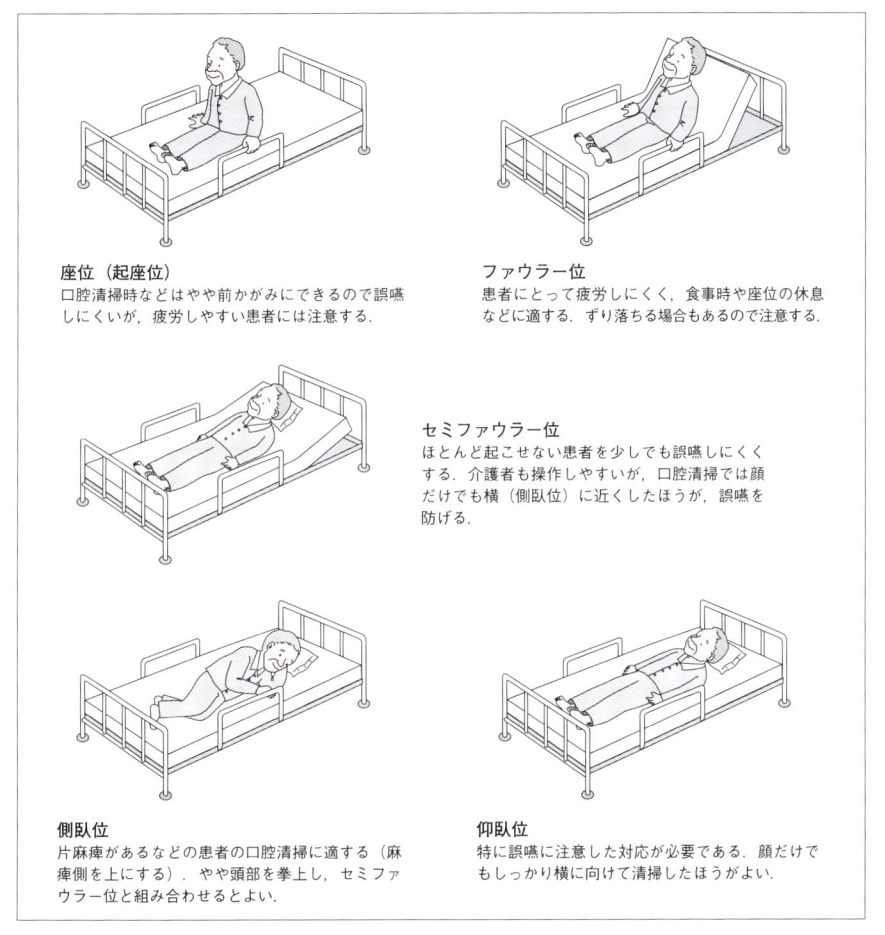

図17 口腔ケアを行うときの体位(北原ほか,1994.[9])を一部改変)

座位(起座位)
口腔清掃時などはやや前かがみにできるので誤嚥しにくいが,疲労しやすい患者には注意する.

ファウラー位
患者にとって疲労しにくく,食事時や座位の休息などに適する.ずり落ちる場合もあるので注意する.

セミファウラー位
ほとんど起こせない患者を少しでも誤嚥しにくくする.介護者も操作しやすいが,口腔清掃では顔だけでも横(側臥位)に近くしたほうが,誤嚥を防げる.

側臥位
片麻痺があるなどの患者の口腔清掃に適する(麻痺側を上にする).やや頭部を挙上し,セミファウラー位と組み合わせるとよい.

仰臥位
特に誤嚥に注意した対応が必要である.顔だけでもしっかり横に向けて清掃したほうがよい.

体位は,座位やファウラー位(頭部を45〜60度挙上した体位,半座位),セミファウラー位(上半身を15〜30度挙上した体位),側臥位(体側を下にして横向きにした体位),仰臥位(仰向け)があります.

5 口腔ケアを行うときの体位(図17)

全身状態と口のなかをみて,口腔ケアが可能と判断したら体位の選択を行います.全身状態に応じて適切な体位をとらなければなりません.

口腔ケア開始前に要介護高齢者の体位を整えますが,その場合,"要介護高齢者が楽な姿勢で,介護者が口腔ケアを行いやすいこと"が重要です.口腔ケアを行うときの介護者の位置どりは,右利きの場合は要介護者の口腔に対して横・前方(8時〜9時の位置)に立つことを基本とし,頭を左手で支えるとよいでしょう.仰臥位の場合など状況に応じて,母親が

子供を膝の上に寝かせてブラッシングを行うときのように，頭頂部（12時の位置）に立つこともあります．要介護高齢者と介護者との距離を適切に保ち，ベッドの高さがかえられる場合は，口腔ケアのやりやすさや術者の腰痛防止の観点から，適切な高さに調整します．

　体位は，座位やファウラー位（上半身を約45度挙上した体位，半坐位），セミファウラー位（上半身を15～30度挙上した体位），側臥位（体側を下にして横向きにした体位），仰臥位（仰向け）がありますが，全身状態を考慮して身体が安定して本人や術者の疲労が少ない体位を選択します．一般的に口腔ケアの体位は，ケアのしやすさ，誤嚥予防の観点から，上半身を90度起こした坐位が理想的ですが，難しい場合は45～60度起こしたファウラー位をとるのがよいとされています．ただし，この体位は対象者がずり落ちやすいこと，疲れやすいことに注意しなくてはなりません．足もとのベッドを上げたり座ぶとんを当てたりして，座面を安定させるなどの工夫をし，手際よく口腔ケアを行いましょう．また体位をとる場合に，起立性低血圧を起こさないよう要介護高齢者を急に起こさないように注意します．仰臥位での口腔ケアでは，口腔と気管がほぼ水平位となり，誤嚥する可能性が高くなります．また麻痺のある場合は，誤嚥予防のために麻痺側を上にした側臥位をとります．口腔内麻痺側に汚れが多いので，ていねいに清掃します．

　そのほか，食後に2時間ほど上体を起こすことは，食物の逆流を防止するだけでなく，誤嚥性肺炎の予防の視点からも大切です．

6　口腔ケア実施上の心理的な注意事項

　口腔ケアを必要とする要介護高齢者がどのような人物で，どのような生活習慣を身につけているかにより対応が異なります．口腔ケアを行う前に，ある程度個人の性格・背景を知ることで口腔ケアを行いやすくなるでしょう．高齢者の口腔ケアを行うにあたって，その習慣や生活様式を尊重しながら進めていく配慮が必要です．

　また，口腔ケアを行うときは，安全で本人に負担がかからないよう配慮することが大切です．一所懸命口腔ケアをしているのに，一方的な口腔ケアの押しつけととられないように注意しましょう．

　要介護高齢者のなかには，口腔ケアを嫌がる方もいます．他人が口のなかをいじるわけですから，不安感と不快感が生じるのは当然です．また，体調が悪かったり口腔ケアに乗り気でなかったりする

こともあるでしょう．口腔ケアを行うにあたって，要介護高齢者による抵抗がみられる場合は，口のなかの疼痛や心理的抵抗により口腔ケアをしてほしくないときです．この場合，今までの口腔ケアの方法が適切でなかった可能性もあり，強引に続けると口腔ケア自体が嫌いになり，継続できないこともあります．また，口腔ケアを安全に行わなかったために疼痛を与えたり，創傷をつくってしまったとか，初回の口腔ケアのときに適切に行わなかったために次回から口腔ケアを拒否されたというようなことも起こりえます．そのようなことにならないように，全身状態や本人の意志を確認しながら，口腔ケアを行うことが大切です．

要介護高齢者が口腔ケアに非協力的な場合は，口腔ケア開始直後は決して無理をせず，初回は"顔合わせ"くらいの気持ちでのぞみ，前歯部唇側のみ，2回目は上下の歯の頰側のみといった感じで行うとよいでしょう．また，口のなかばかりに目をやらず，顔色や呼吸状況にも気を配り，本人の全身状態や気持ちを把握します．目や手で合図する場合も多いので見逃さないようにしましょう．さらに次の処置を伝えながら行います．状況に応じて途中休憩することも大切です．

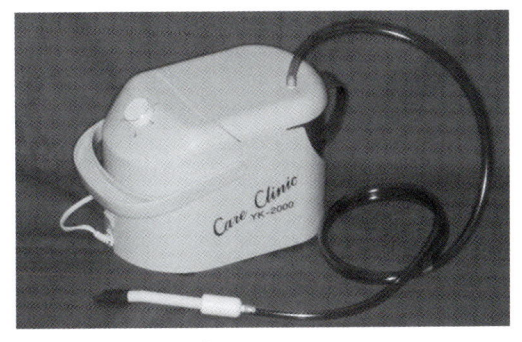

図18 ケアクリニック

7 口腔ケアを実践するときのその他の注意点

1）吸引の準備

口腔ケア時の重要な注意点として，誤嚥に十分気をつけることがあげられます．誤嚥を起こしてはせっかくの口腔ケアも逆効果です．誤嚥防止のためにできるだけ強力な吸引を準備します．ベッドサイドにある気管用吸引機は，吸引力が弱く口腔ケアには不十分で誤嚥の危険があります．ケアクリニック（**図18**）は吸引力が強く，術後の清掃も簡便で比較的安価なので便利です．吸引ノズル先端も要介護高齢者，介護者ともに好都合なものを考える必要があります．

2）頭部の固定

タオル・枕・介護者の手で頭部固定を行うと要介護者の急激な頭部（口腔）の動きが抑制され，事故の防止に役立つのみならず，安全に口腔ケアが行えます．

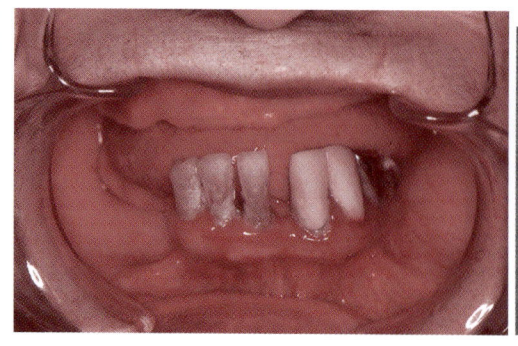

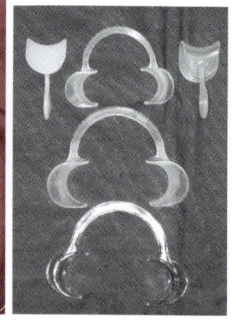

図 19 オーラルワイルダーなど
口唇の口角部を，長時間でも無理なく，左右に開口する口腔ケア用品です．

3）口唇の排除

口唇の排除によって広い視野が確保され，ケアを行う部位の確認が容易になるのみならず，口腔ケア器具の挿入や操作が的確にできます．要介護者では，オーラルワイダー（ザイコアインターナショナル）（図 19）のソフトタイプが便利です．安価で片側のみの小型の口角鉤も市販されています．口角に接する部分を少し水で湿らせておくと，簡単に装着できます．

8 口腔ケアの後処理・口腔ケア用品の消毒，取り扱い

口腔ケアが終了したら，後片づけを行います．手順は以下のとおりです．

① 口腔内を観察し，薬液や器具の残存の有無を確認する．
② 洗浄した入れ歯の再装着を行う．
③ タオルで口腔周囲を拭く．
④ エプロン，タオル，背部の枕などを取り除いて，口腔ケア前の楽な体位に戻す．
⑤ 口腔ケア用品の片づけ，消毒，保管．

使用した歯ブラシなどは，流水でよく洗い水をきって乾燥させ，必要に応じて消毒します．口腔ケア用品の衛生管理は，同じ患者さんであれば一般の歯ブラシと同様に洗浄あるいは消毒するレベルでよいと考えられます．口腔ケア器具を保管するときは，それぞれを消毒し，個人ごとにまとめて通気性のよいところに保管します．介護老人保健施設等で複数の要介護者の口腔ケアを行う場合は，要介護者どうしの口腔ケア用品を取り違えないように注意します．可能であれば，一人一人の口腔ケアの終了時に口腔ケア用品を消毒・乾燥し，次回使用時まで個人ごとにまとめて清潔を保てる場所に保管します．血液感染する疾患を有する要介護者や MRSA などの接触感染の危険性のある要介護者の使用した口腔ケア用品については，滅菌処理することが推奨されます．口腔ケア用品・材料を廃棄する場合は，専用の医療廃棄物容器で廃棄する必要があります[10]．

Q 経口摂取していない場合でも口腔ケアは必要でしょうか？

A 経管栄養，経腸栄養などを行っている場合，口から食物をとっていないので口腔内は汚れておらず，口腔ケアは不必要だと誤解されがちです．しかし，皮膚に垢(あか)がたまっていくように，食事をしなくても口腔内に口腔粘膜の老廃物や痰などがたまっているのです．また，だ液分泌が低下し，だ液による洗い流しが少なくなるため，口腔内細菌がかえって増殖する場合もあります．そのため，経口摂取の人よりも経管栄養の人のほうが誤嚥性肺炎になりやすいといわれています．経口摂取していない人ほど，実は口腔ケアは必要なのです．最低1日1回は口腔ケアを行いましょう．

義歯や口腔ケア器具をティッシュに包まないでください．知らないうちにゴミ箱行きとなります．認知症の要介護高齢者では，義歯洗浄剤，義歯安定剤，うがい薬などをベッドサイドに置いておくと，食物と思い込み，食べてしまうことがあります．また，物品を管理する能力が低下しているため，置き忘れたり，しまい込んだりして紛失してしまうこともあるので，保管には注意が必要です．

9 口腔ケア用品

最近では口腔ケアに関する一般的器具は，市場に数多くでています（図20）．しかし，加齢とともに手の運動機能は衰

Q 出血傾向のある要介護高齢者の口腔ケアの注意点を教えてください．

A 出血傾向とは，血液疾患や血小板異常，血液凝固因子異常，血管の障害，抗凝固剤の使用などで出血しやすい状態をいいます．出血傾向があると，通常よりていねいな口腔ケアが必要になります．看護師や介護者は口腔ケアのたびに出血すると積極的な口腔ケアができず，歯垢を残してしまうことがあります．こうして清掃効果が低下すると，さらに歯ぐきなどの炎症が進み，より出血しやすくなるので，1日1回は必ず口腔ケアを行いましょう．歯ぐきから出血する場合は，血液が細菌の栄養源となるため歯垢が増殖しやすくなります．それにより，さらに歯ぐきの炎症を悪化させ，より出血しやすくなるという悪循環に陥ります．この悪循環を断ち切るためには，全身疾患がないことを確認したうえで主治医とよく相談し，一時的な出血を覚悟して，スポンジブラシや軟毛歯ブラシなどでできる限り歯垢を除去し，出血の原因となっている歯ぐきの炎症を改善させることが大切です．

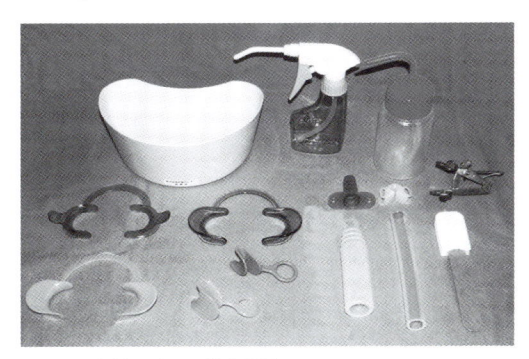

図20 各種口腔ケア補助用品
開口器，開口保持器，口唇口角の排除用品，注水器，吸引器など多種の口腔ケア用品が開発されています．

え，複雑な手技は不得意となるため，あまり多数の口腔ケア器具を用いることは好ましくありません．器具は，要介護高齢者用に考案開発されたもののなかから選択できます．また口腔ケア器具の選択では，本人の残存機能をいかせるものを選択するようにし，要介護高齢者のADLおよびQOLの向上に寄与し，家族や介護者の負担を減らすことも大切です．要介護高齢者が使用する歯ブラシは，軟らかめの毛先，歯ブラシ先端は小さめ，柄はやや大きめ，色は見分けやすいものを選ぶとよいでしょう．歯ブラシの植毛部は，清潔で通気性のよいナイロン製のものがおすすめです[11]．

文　献

1) 角　保徳：認知症患者の合併症　第5回「歯科疾患」．Congnition and Dementia, 11 (1)：86-87, 2012.
2) 角　保徳：認知症の重症化に伴う医学的諸問題　各論　口腔ケア　認知症学（下）．日本臨床69増刊号, 10：513-516, 2011.
3) 角　保徳：歯科医師・歯科衛生士のための専門的な口腔ケア～超高齢社会で求められる全身と口腔への視点・知識～．医歯薬出版，東京, 2012.
4) Sumi Y, Nakamura Y, Michiwaki Y：Development of systematic oral care program for frail elderly persons. Spec Care Dentist, 22：151-155, 2002.
5) 角　保徳：一からわかる口腔外科疾患の診断と治療．医歯薬出版，東京, 2008.
6) 高木雄基，角　保徳，大島　綾，寺沢史誉，小澤総喜，下郷和雄：抗リウマチ薬の内服により重度の口内炎をきたした1例．日口外誌, 55：255-259, 2009.
7) 診療情報・治療計画のための治療説明図・病態・治療写真集．医歯薬出版，東京, 2004.
8) Sumi Y, H. Miura, M. Sunakawa, Y. Michiwaki, N. Sakagami：Colonization of denture plaque by respiratory pathogens in dependent elderly. Gerodontol, 19：25-29, 2002.
9) 北原　稔，斉藤郁子，新庄文明：訪問歯科保健指導の実際．日本歯科衛生士会監修，歯科衛生士による訪問歯科保健指導ガイドブック．医歯薬出版，東京, 1994.
10) 砂川光宏，角　保徳：要介護高齢患者の口腔ケアに際しての感染予防対策．老年歯学, 18：227-233, 2003.
11) 角　保徳：要介護高齢者に役立つ口腔ケア用品．日本歯科医師会雑誌, 62：409-420, 2009.

> 認知症の患者さんに対する口腔ケアでは，特別な問題が伴います．それらにしっかりと向き合い適切な口腔ケアを提供することで，認知症の患者さんのQOLは向上すると考えます．

1 認知症とは

認知症は慢性あるいは進行性で，記憶，思考，見当識，理解，計算，学習能力，言語，判断などを含む高次（大脳）皮質機能障害と定義されています．原因により脳血管性認知症，変性性認知症，二次性認知症などに分類されます．変性性認知症の代表がアルツハイマー型認知症で，そのほかにはレビー小体型認知症や前頭側頭型認知症などがあります．

アルツハイマー型認知症は緩徐に進行し，記憶障害で発見されることが多いようです．進行とともに記憶障害以外に周辺症状（幻覚妄想や不安といった精神症状や，攻撃性や徘徊などの問題行動）や性格変化を伴ってきます．病状の進行は薬物療法や生活指導などである程度抑制できるようになってきていますが，進行性の神経疾患で現状では不治の病とされています．

自己管理能力が低下すると口腔衛生状態が不良となり，う蝕が多発し歯周病も急激に進行します．義歯の管理も困難になり，紛失したり装着できなくなったりすることもあります．また診断や治療計画に際しての説明も十分に理解できず，記憶できないことも多いことから，繰り返し説明するとともに，文書にして渡し，必要に応じて家族や第三者を同席させて説明する必要があります．

脳循環改善薬や向精神薬など複数の薬剤を使用している場合が多いことから，他に全身的疾患がなくても，口腔内の易出血性や易感染性，乾燥など全身状況や服用薬剤との関連が疑われる場合には，歯科医師だけでなく主治医に照会し意見を求める必要があります．

認知症の患者さんに対する口腔ケア

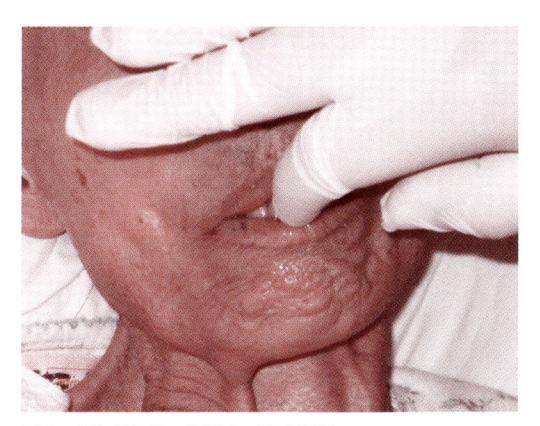

図1 79歳女性，認知症．開口拒否

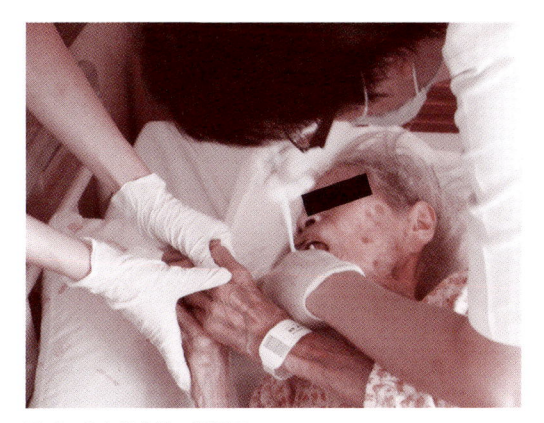

図2 94歳女性，認知症
口腔ケアの拒否があり、介助者が手を握りながら口腔ケアを実施．

2 口腔ケア時の問題点（図1〜4）

　認知症の方の口腔ケアを行う場合にしばしば直面する問題として，ケアに対する拒否があります．特に口腔は感覚が鋭敏であり，人にみられたり，触れられたりする機会が少ない部位であることから，他のケアよりも強い拒否が現れることが多いようです．「機嫌がよいときに行う」，「無理に行うと他のケアの拒否が強くなるのでやめてほしい」などといった意見も耳にします．しかし，看護や介護のスケジュールの中で定められた口腔ケアの時間帯以外で，機嫌がよいときを見はからって口腔ケアを行うことは，現在の多忙な医療，介護現場では不可能に近いと思います．

　一方，最も多いとされているアルツハイマー型認知症では，肺炎は死因の70％を占め第1位であり，肺炎による死亡率は認知症でない人に比較して有意に高く，また，重度な方ほど肺炎の罹患が多いことが指摘されています[1]．肺炎を未然に予防し，命を守るために必要で

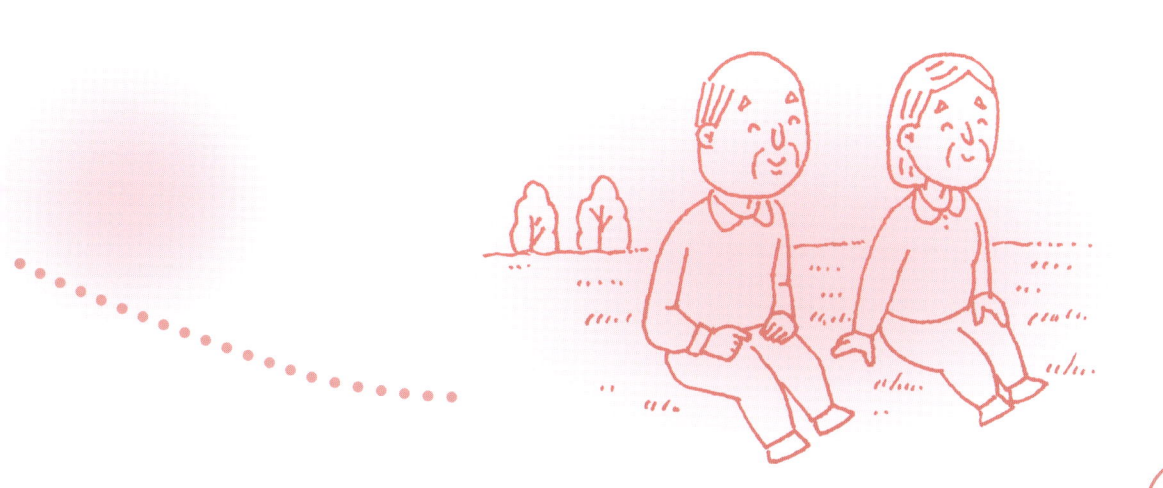

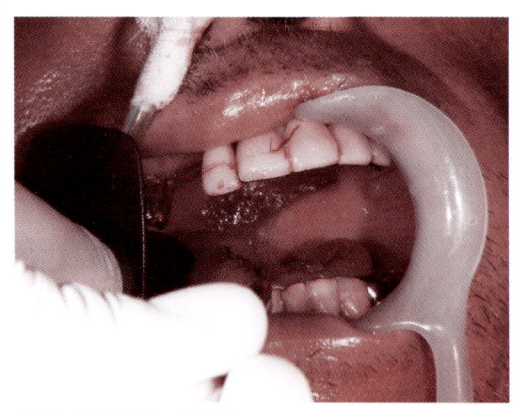

図3　76歳男性，認知症
開口保持が困難なため，フィンガーブロックで開口を保持しながらケアを実施．

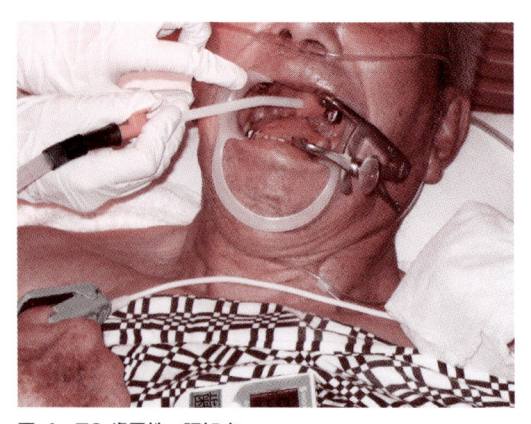

図4　76歳男性，認知症
強制開口器にて開口させ，保持しながら口腔ケアを実施．口腔咽頭部に著明な汚染が認められました．

あるならば，医療的に対応しなければなりません．つまり可能な範囲で普及型の口腔ケアを行いながら歯科専門職と連携し，専門的な口腔ケアを提供することが認知症の患者さんの尊厳と命を守ることになると考えます．

3 口腔ケアに際して注意すること

次に認知症の患者さんに口腔ケアを行う際，特に注意すべき点を紹介します．

まず注意すべきことは，①突然刺激を与えない，②多くの刺激を同時に与えない，③強い刺激を与えない，④短時間に適切なケアを行う，⑤無理をしない，⑥いつも患者さんの状態を観察し，状態に合わせたケアを行う，⑦適宜やさしい言葉を掛け，決して怒らない，などです．

①についてですが，認知症の患者さんは見当識，理解，判断能力が障害されていることが多く，突然の刺激を理解できず，判断力も低下していることから，パニックに陥り口腔ケアの拒否につながる可能性が高くなります．

また，②にあるように二つ以上の刺激，たとえば，「声をかけながら口を触る」，「口腔内を触りながら，急に顔をみせる」などを行うと，先に受けとった刺激の理解に困惑しているところに，さらに口への触覚刺激が加わりパニックを誘発することになります．声掛けなど理解が必要になる刺激を行っているときには，他の新しい刺激を与えることは避けるようにするとよいでしょう．

③の強い刺激に関しては，痛みなどの不快感を与え，その感覚は複雑な思考を想起させるものの，それを処理できなかったり，それらを処理するのに時間を要し，その間に次の刺激が加わることで，

パニックを誘発することになります．

④については，口腔ケアに限らず一つのことに時間がかかると，そのことに意識を集中することができず，他に意識や思考が移ることから，口腔ケアは余分で不快な刺激となってしまい，これも拒否につながります．

また，⑤の「無理をしない」というのは，術者のスキルによるところが大きいものです．スキルを超えたケアを行う場合，術者は余計な動作が増え，その分刺激も時間も多くなることから，拒否につながる可能性があります．

⑥の「いつも患者さんの状態を観察し，状態に合わせたケアを行う」ことは，どのような患者さんでも必要なことですが，認知症の患者さんは，呼吸や循環などの状態が変化しても，その変化を受容することが困難になっていることが多く，これもパニックの誘発につながることになるので，できる限り呼吸，循環等の変化を少なくすることが重要です．また，手足の動きや目つきなどは患者さんの精神状態をリアルタイムに表します．そこで，これらの状態をよく観察し，早期に察知し刺激を除くことで，大きな拒否を回避して，ケアを継続するよう心がける必要があります．

⑦の「適宜やさしい言葉を掛け，決して怒らない」というのも，認知症の患者さんに限ったことではありませんが，怒ったような強い言葉は誰でも不快な印象を受け，その刺激も強く残ります．つまりその処理をするのに時間を要してしまうのです．やさしい言葉もそれほど不快な感覚は与えないと思いますが，何度もかけていると，口腔ケアによる刺激とオーバーラップし，処理しきれなくなって，不快な感覚を与えることになるので注意が必要です．

合併疾患の有無にもよりますが，認知症の患者さんが口腔ケアを強く拒否する段階は，まだ認知症の本当の終末期ではありません．認知症の最期は口腔ケアを拒否することもなくなり，全身的に廃用が進みほとんど動かない状態になっていることが多いようです．つまり，まだ尊厳をもって生きる時間を残した状態で口腔ケアを行わなくなると，誤嚥性肺炎を発症し命が危険にさらされる可能性も出てきます．また，そうならなくても急激に体力を消耗したり，口腔内の感染病巣も悪化し，最期を迎えるまでの間に，何度も口腔内の感染が急性化したり，粘膜炎が生じたりして，安らかな最期を迎えることができなくなる可能性が高くなります．

文献
1) Alistair Burns, Robin Jacoby, Philip Luthert, Raymond Levy : Cause of Death in Alzheimer's Disease. Age Aging. 19 (5) : 341-344. 1990.

> 周術期に口腔ケアを行うと，予後の状態や術後感染の防止にとても効果があることがわかってきました．患者さんの状態をみながら，手術の少なくとも1週間前からは徹底した口腔ケアを行うようにしましょう．

1 周術期における口腔ケアの必要性

近年，周術期（入院，麻酔，手術，回復といった，術中だけでなく，その前後を含めた一連の期間）における口腔ケアの重要性が高まってきています．全身麻酔下で手術を受ける外科，泌尿器科の患者さんの周術期に徹底した口腔ケアを導入したところ，在院日数が減少したという報告があります（図1）[1]．また，感染性心内膜炎は口腔内細菌が原因の一つともいわれており，術前の専門的口腔ケアは術後の感染症を軽減させるためにも有用とされています．最近では，食道がんの患者さんに口腔ケアを行ったところ，術後の肺炎や縫合不全などの術後合併症が減少したという報告や，全身性炎症反応症候群（systemic inflammatory response syndrome；SIRS．各種の侵襲によって誘引された全身性の急性炎症反応による症候．致命的な多臓器不全状態の前段階として重要）が早期に減少したとの報告がなされています（表1）[2]．

患者さんの状態にもよりますが，基本的には手術予定の患者さんは手術前の1週間前からは徹底した口腔ケアを開始し，手術前日まで継続します．手術後も1日目から口腔ケアを開始します．患者

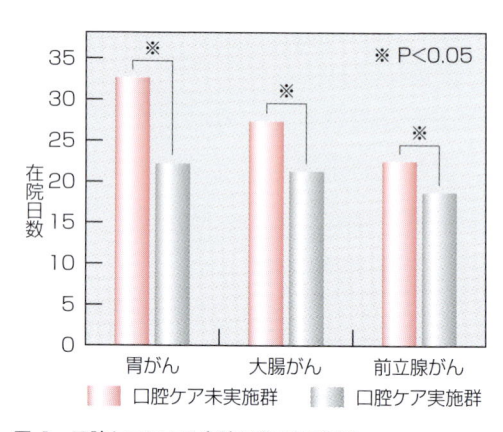

図1 口腔ケアによる在院日数の比較変化
（大西, 2006.[1] より改変）

周術期における口腔ケア

表1 気管内細菌検査，SIRS期間，肺炎発症有無の比較
(上嶋ほか，2009.[2])より改変)

	介入群	非介入群
細菌検査陽性者数	10例/24例 (43.5%)	10例/27例 (37.0%)
検出菌種	1.33 ± 0.37	0.47 ± 0.16*
検出菌量	1.59 ± 0.56	0.38 ± 0.19*
SIRS期間	4.86 ± 0.39	4.03 ± 0.40
肺炎	0例	1例**

(*$P < 0.05$ **間質性肺炎)

さんの状態が安定し，セルフケアが行えるようになるまでは，健常者と同じように1日3回の口腔ケアを行うのが理想です．創部が口腔内にある場合は，汚染が停滞しやすく，出血や痛みなどで清掃することが困難となることなどから，創部からの感染のリスクが高くなるため，創部を含めできる範囲で口腔ケアを行うとよいでしょう．

2 人工呼吸器関連肺炎と術前からの口腔ケア介入

特に人工呼吸器を装着している場合は，合併症の一つとして，人工呼吸器関連肺炎（VAP：Ventilator-associated pneumonia）があげられ，致死率が高く，院内感染対策としても重要なものとされています．また，歯科がある病院や歯科に専門的口腔ケアの依頼ができる環境であれば，術前から歯科医師や歯科衛生士による専門的口腔ケアをとり入れることにより，プラークフリーの口腔環境にしておくことによって，日々の普及型口腔ケアの効果を上げることができます．つまり，歯科を利用することによって，医療の質の向上が望めます．

ある病院では食道がんの患者さんに対して，手術前に歯科衛生士による専門的口腔ケアを実施し，これらの患者さんから抜去した挿管チューブと，手術前に専門的口腔ケアを実施していない患者さんの挿管チューブのカフの汚染度を比較したところ，有意に専門的口腔ケアを実施した患者さんのカフの汚染が少ないという結果も得られています（図2）．手術前の30分程度の専門的口腔ケアでVAPのリスクを低減できるのであれば，その

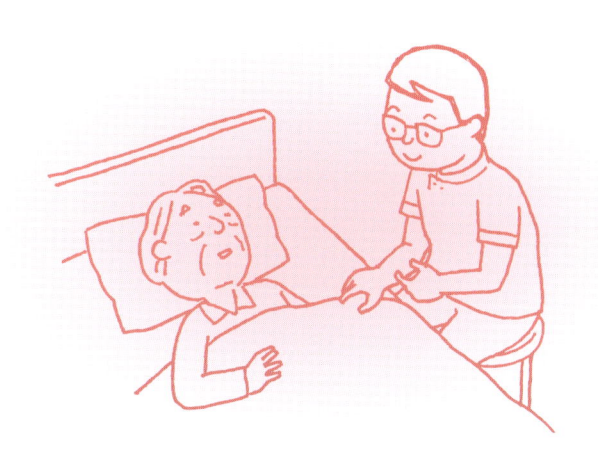

意義は大きいものと考えます．手術前の専門的口腔ケアは病院内に歯科がなくても，近隣の開業歯科医院で十分対応可能であり，このような歯科との連携を，手術を行う外科医だけでなく，周術期を管理する病棟看護師も外来看護師との連携で構築する必要があるのではないでしょうか．

3 症 例

図3，4には周術期の患者さんがどのような口腔内の状態なのかを，また，図5には呼吸管理中の患者さんに対する口腔ケアの実施例を掲げました．

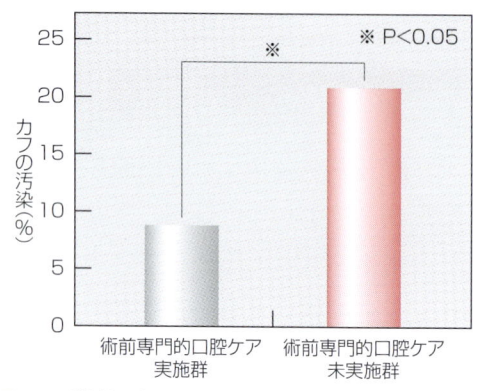

図2 手術前の専門的口腔ケア実施の有無によるカフ汚染度の比較

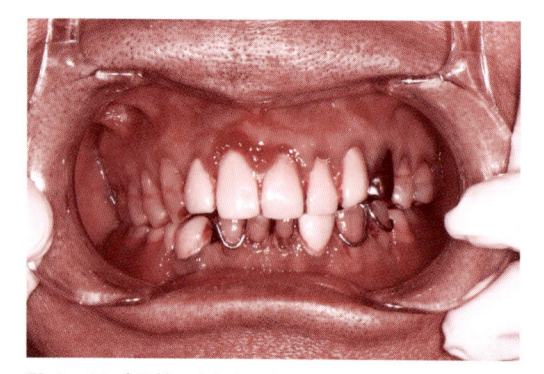

図3 68歳男性，白血病で化学療法前の患者さんの口腔内
　前歯部歯肉の腫脹が認められます．

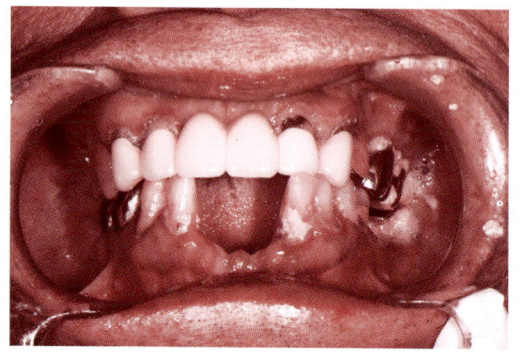

図4 55歳男性，食道がんの患者さんの口腔内
　全顎的に著明な歯石の沈着と歯肉の腫脹を認めています．

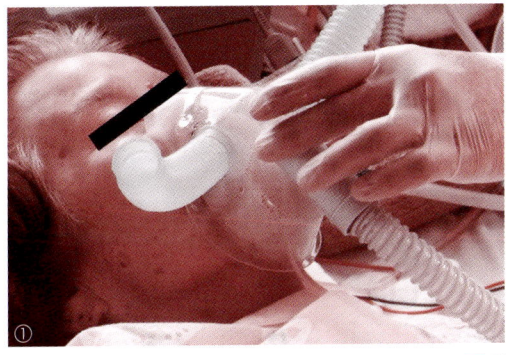

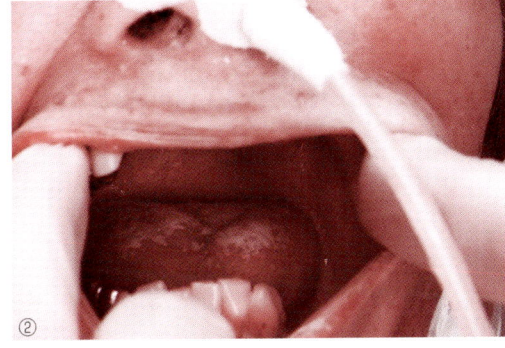

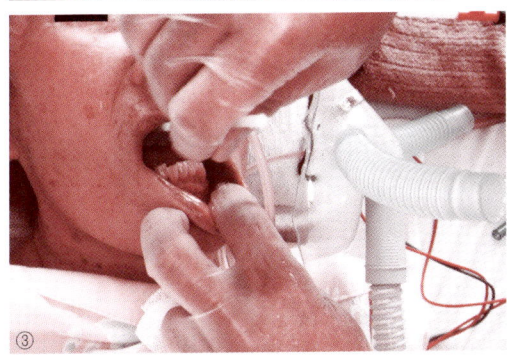

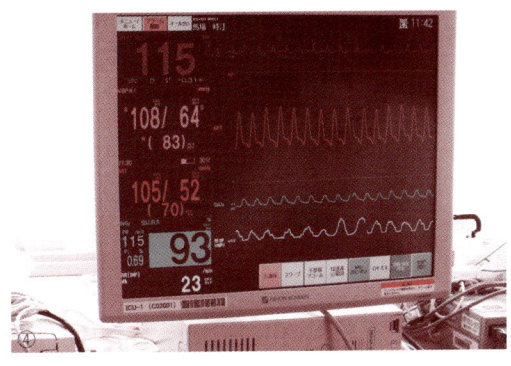

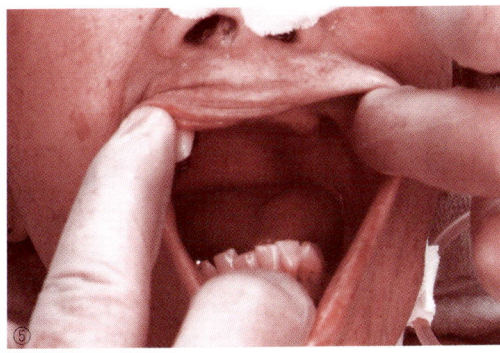

図5 75歳女性，ICU管理中の患者
①酸素マスクにて呼吸管理を行っています．
②口腔内，舌苔の付着を認めます．
③酸素マスクをはずして，短時間の口腔ケアを繰り返します．
④口腔ケア中は心電図，血圧，SpO₂ などをモニターしながら短時間の口腔ケアを繰り返します．
⑤口腔ケア終了時，舌苔は除去されました．

文　献
1) 大西徹郎：急性期における口腔ケア．よくわかる口腔ケア，金芳堂，東京，86-100，2006．
2) 上嶋伸和，坂井謙介，長縄弥生，波戸岡俊三，長谷川泰久，上田　実，篠田雅幸．食道癌手術患者に対する専門的口腔ケア施行の効果．日本外科感染症学会雑誌6，(3)，183-188，2009．

がんとたたかっている患者さんにとって，う蝕や歯周病の治療などが「あとまわし」になるのは当然です．さらに，がんの治療は身体や精神面への負担が大きく，口腔ケアどころではありません．しかし最近，がん治療における口腔ケアの重要性が数多く報告されるようになってきました[1,2]．そこで，日本歯科医師会と国立がんセンターが中心となって，患者さんが口腔に関連した合併症を予防して安全で質の高いがん治療を受けられるように，医科と歯科が共同でがんの治療を行っていくための連携をはかっています．

1　がん治療における口腔に関連した合併症について

　がん治療の多くは，口の中にも副作用を生じさせます．とくに口内炎など口の中の痛みは強いため食事や睡眠が不十分になり，痛み止めや点滴では補いきれずに，がん治療に苦痛を伴うだけでなく，十分な治療の継続が困難になることもあります．

　抗がん剤や放射線治療自体，またそれら治療に伴う栄養状態の低下により治癒能力や免疫力が低下し，それまで症状を起こすことがなかった口腔の病気が，急に症状を現すことがあります．読者のみなさんのなかにも，疲労時や体調の悪いときに口内炎ができたり，歯ぐきが腫れたり，歯が痛んだりした経験のある方も多くいると思います．このように口の中の病気は口腔内の細菌による感染症が多いため，体調が悪くなると急性化し，強い痛みなどを生じさせるのです．

　がんの治療は，手術，抗がん剤，放射線治療など，どれも体への負担が大きく，体調をひどく悪化させます．このため，口腔内の感染症が急性化し口の中に痛みなどの症状が発現するのですが，口の中はとても敏感なため，強い痛みが生じてしまいます．さらに口腔は呼吸，会話，食事を行うのに不可欠なため，安静をはかることは困難です．刺激痛は痛み止めの効果も十分得られないことから，この

がんの患者さんに対する口腔ケア

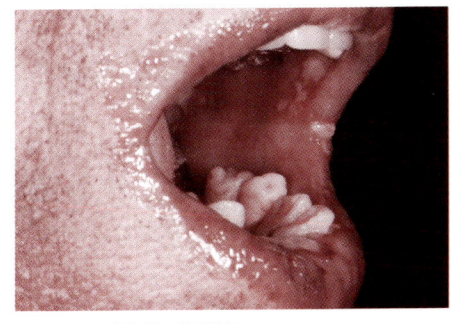

図1　55歳男性，食道がん
抗がん剤による口腔粘膜炎が生じています．

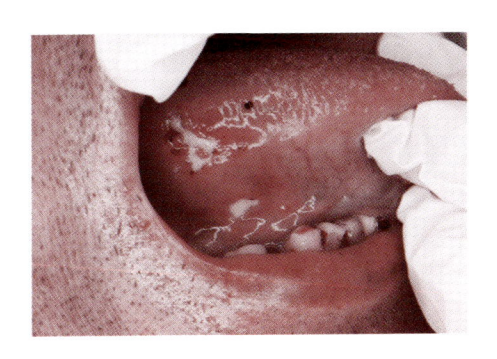

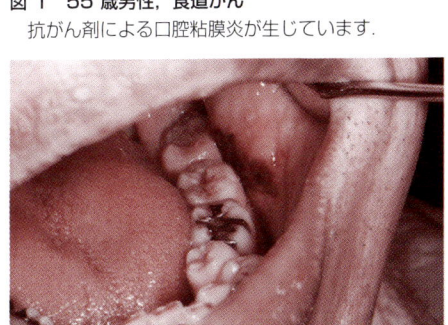

図2　65歳男性，白血病
化学療法中で口腔粘膜に内出血がみられます．

強い痛みは身体的にも精神的にもダメージを与え続け，がんとたたかっていくための体力，気力を奪ってしまいます．

また，抗がん剤は，がん細胞以外の正常な細胞，特に口腔粘膜のように代謝の速い細胞を強く攻撃してしまいます．そのため，抗がん剤の作用で強い口内炎（口腔粘膜炎）や，味覚障害などさまざまな口腔のトラブルが生じてしまうのです（**図1，2**）．だ液を分泌する細胞が障害を受けると，だ液が少なくなり，口の中が乾燥します．通常，口腔の健康はだ液の持つさまざまな機能によって守られているので，これが少なくなれば口腔の細菌は増殖し，粘膜は傷つきやすくなり，飲み込みづらくなってしまいます．

さらに口腔は呼吸や摂食の経路であり，さまざまな細菌やウイルスの侵入経路でもあります．栄養状態や免疫能の低下，および口内炎など口腔粘膜の炎症は，口腔の細菌やウイルスに対する防御能力を低下させ，それらの体への侵入を許し

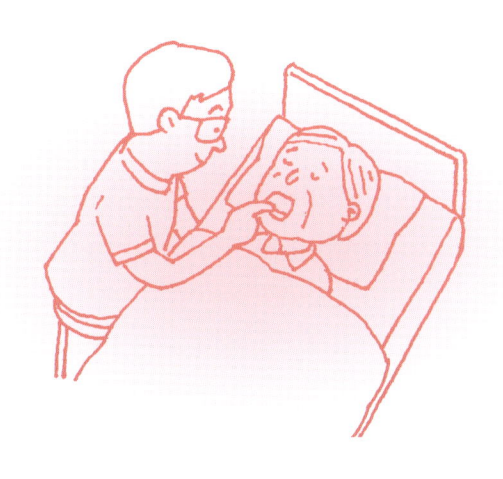

てしまうことになります．また，各種がん治療による身体的，精神的機能の低下は口腔や喉，気管，肺の感染防御機能も低下させます．これにより口の中の細菌やウイルスが肺に侵入し感染して，重度の肺炎になり治療を中止せざるをえない状況になり，ときには肺炎により命にかかわることもあります．

こうならないためには，口の中の病気を治療しておくこと，そして口の中をいつも清潔にしておくことが大切なのです．

2 がん治療における口腔の健康維持の重要性について

がんの治療中，呼吸，会話，食事といった生きるための最低限の機能を維持することは，病気に立ち向かう気力に大きく影響します．つまり，これらの機能の源である口腔の健康を維持することは，がんの治療において大変重要になるのです．

そこで，がん治療に際して歯科を受診する目的は次の6点になります．

これらにより，の口腔に関連した合併症を予防して，安全で質の高いがん治療を受けられるよう準備を行います．

3 がん治療における口腔のケアの実際

がんの3大治療法—外科療法，化学療法，放射線療法は，めざましい進歩を遂げている一方で，治療による副作用や合併症に悩む患者さんも少なくありません．なかでも，多くのがん医療の現場で適切な対策があまりとられていないのが，口内炎をはじめとする口の中や歯のトラブルです．前述のとおり，口の中の痛みは強く，食事がとれなくなったり，歯や顎の骨に感染症が生じ，さらに感染が全身に広がって命に関わることがあり，本来のがん治療が受けられない状態になる可能性もあります．

がん治療に伴う口のトラブルの予防と軽減を図り，本来のがん治療を円滑に進めていくためにも，がん治療の前から口腔ケアを行っておく必要があります．

1）口の中の清掃について

がんの手術後や化学療法，放射線療法中は，だ液中の抗菌物質の活性や自浄性を低下させ，口の中の細菌は急増します．がん治療の前に，歯ブラシでは除去できない歯石を歯科受診によって除去し，同時に歯の表面を研磨し滑沢にしておくと，がん治療中の口の中の細菌の増加を

---

① がんの治療中にトラブルが生じる可能性が高い，う蝕と歯周病を治療すること
② 歯や義歯についた細菌を除去すること
③ 歯や義歯を磨いて，細菌がつきにくく，また細菌を除去しやすい状態にすること
④ 歯や義歯を調整，修理して粘膜を傷害することなく，口腔の機能を正常にすること
⑤ がん治療中の歯や歯肉，口腔粘膜，義歯のケア方法を学ぶこと
⑥ がん治療中の口腔機能の維持，増進，回復の支援を受けること

抑えることができます．

　患者さん自身や看護師，介護者が行う口腔のケアとしては，歯みがきとうがいを徹底的に行うことです．毎食後と就寝前には必ず行ってもらうとよいでしょう．また，それが難しいようなときは，口腔ケアシステムによって必要十分な対応をしてください．歯ブラシは毛先が広がっていると歯肉が傷ついてしまうので，普段よりこまめに交換するよう指導します．歯ブラシを柄のほうからみて毛先が横にはみ出しているようであれば，交換したほうがよいでしょう．

　歯科受診によって歯の表面を研磨し滑沢にしたあとは，みがかれた歯の表面をなるべく傷つけないよう粗い研磨剤の入った歯磨剤は使用しないようにしましょう．

　舌表面の汚れの除去には，専用の舌ブラシを使用します．舌の汚れがひどいときには，2〜3倍に薄めたオキシドールを舌ブラシに浸してこすると簡単に落とすことができます．義歯を使用している場合は，毎食後義歯をはずしブラシでこすり洗いをしましょう．就寝時には義歯ははずしてブラシで汚れを落とし，水中に保管しましょう．義歯洗浄剤は普段より頻回に使用することをお勧めします．

　治療前のうがい薬としては，口の中の汚れがひどいときには消毒・抗菌作用のあるイソジンガーグルやネオステリングリーンなどを使い，口の中の清潔が十分なときには水やお茶などで，歯ブラシのあとや帰宅時，就寝前に行うとよいでしょう．消毒・抗菌作用のあるうがい薬は，口の中の粘膜を傷つけたり，安定した口腔内環境を損ねる可能性があるので，口の中の清潔が十分でないときに用法，用量を守って使用することをお勧めします．

2）口の機能について

　がん治療によって体調が悪くなり，食事ができなくなったり，会話が減ったりして口の機能が低下すると，口の中が乾燥します．口の乾燥はさらに口の機能を低下させるという悪循環を招きます．この悪循環を断ち切り，口の機能を維持・向上させることが口腔ケアのもう一つの大きな目的です．口の中が乾燥することで，口やのどの粘膜が傷つきやすくなり，この傷から細菌が体の中に侵入しやすくなります．口の中の乾燥はさらに，粘膜の萎縮，味覚障害，だ液の自浄作用の低下による口の中の細菌や汚れの増加，う蝕・歯周病の悪化，過敏症状といった状態を引き起こします．

　手術後や化学療法，放射線療法中の患者さんでは，口の乾燥を改善するだけで口の機能が改善することもよくあります．

　治療開始前より，常に口の中の保湿を心掛けて，口の粘膜や舌，口のまわりの筋肉やだ液を出す器官の健康維持に努め

ましょう．口からの呼吸や唇の閉鎖も口腔乾燥と関係が深く，唇の閉鎖が甘くなると口の乾燥が悪化します．唇を閉じる筋肉の強化や鼻呼吸の改善，だ液腺マッサージなど口の機能の維持，増進を心掛けましょう．

3）口の環境について

　口の環境を改善するには，口の乾燥の改善，つまり保湿が不可欠です．常に保湿することが，口の環境を整えることになります．これにより，歯ブラシや粘膜の清掃，口の機能の維持，増進の効果が上がります．口の中を潤す保湿剤には，チューブ入りのジェルタイプ，液状タイプ，アルコール無添加で刺激の少ないものなどいろいろなタイプがあります．適宜使用し，口腔内を常時保湿します．歯磨剤も低刺激性のものを使うとよいでしょう．

　義歯を使用している方で口の乾燥が原因で痛みがある場合は，義歯の内側に保湿ジェルを塗ってはめると，乾燥を改善し痛みも軽減できます．

　夜寝ている間は特に口が乾燥するので，乾燥がある方には就寝前の歯みがき後に保湿剤を使用するとよいでしょう．

　がんの治療によりだ液を出す機能が障害され，口の乾燥がひどくなるとう蝕になりやすくなるため，フッ素入り歯磨剤や，フッ素入り洗口剤を利用して，う蝕予防に努めましょう．

① がん治療中

　治療が開始されたら，うがい薬のイソジンガーグルは粘膜への刺激が強いので，炎症を抑えるうがい薬のアズノールに切り替えます．アズノールは粘膜の炎症を抑えて保護し，治癒を早めます．

　毎食後，就寝前に歯みがきと舌の清掃を行うよう促します．また，歯ブラシで歯肉や頬の粘膜を傷つけると口内炎の原因にもなるので，歯ブラシは軟らかくヘッドの小さいものに切り替えます．

　口内炎は，口の粘膜の傷口から細菌やウイルスが入り，感染し生じます．化学療法や放射線治療は口腔粘膜の代謝や免疫力を低下させるため，健康なときより容易に感染し，口内炎が生じやすくなります．口の清潔が十分でないと粘膜の感染が悪化しやすいので，その清潔を保つことが大切です．ただし，清掃することにより粘膜に傷をつけることは，さらに悪化させてしまうことにもなるので，症状に合わせ清掃用具などを工夫していくことが大切です．

　口の粘膜を傷つけやすい，せんべい，ポテトチップス，過度に辛いものや熱いもの，冷たいものなど刺激の強い食べ物，誤って頬や舌を噛む可能性のあるガムやう蝕の原因になる飴や炭酸飲料などの甘い飲み物は避けたほうがよいでしょう．

　また，口の粘膜を強化・再生するのに

必要な栄養素として，タンパク質，ビタミン（A・C・B6，U），亜鉛，マグネシウムなどがあります（**表1**）．治療前から治療が終わってしばらくの間は，これらの栄養素を多く含んだ食品を積極的に食べ，バランスのよい食事を心がけましょう．

爪楊枝の使用，タバコ，アルコール飲料も口腔のトラブルのもとですので，やめたほうがよいでしょう．

一般の歯磨き粉は，爽快感を出すための発泡剤が含まれていて刺激が強く，口内炎がしみる原因になります．口内炎ができたら，発泡剤が含まれていない低刺激タイプに換えるとよいでしょう．

歯みがきをすると口内炎が痛む場合は，軟らか目の歯ブラシをぬるま湯につけて，さらに軟らかくして使用します．歯肉の出血や痛みが出るようならば，1歯用ないし部分みがき用歯ブラシだけでみがくとよいでしょう．手術や放射線治療によって口の筋肉がこわばって口が開けにくい場合は，タフト型歯ブラシを使うとよいでしょう．頬粘膜に口内炎ができているときは，歯ブラシの柄があたるだけでも痛むので，濡れガーゼで保護しながら歯ブラシを挿入します．さらに口の痛みが強く，外側から歯ブラシが入れられないときは，細めの歯間ブラシを歯ぐきや頬の粘膜を傷つけないように内側から歯と歯の間に挿入し，汚れをとります．頬側は可能であれば，うがい薬などを浸した綿球や綿棒などでやさしく拭います．

ひどい口内炎があり，歯みがき粉が粘膜にしみる場合は，歯磨剤を使わずに水やうがい薬だけで歯みがきをしましょう．痛みがあっても，うがいは続けます．うがいは1日5〜8回，グチュグチュと約1分間行うと効果的です．うがい薬がしみる場合は，温めのお湯やお茶で行うとよいでしょう．口の中の炎症が強い場合は冷水で行うのもよいと思います．口内炎の痛みに応じ，口腔ケア後に保湿剤，ステロイド軟膏，4％キシロカイン30〜60倍液によるうがい，エレース・ア

表1　粘膜の強化・再生に必要な栄養素

- ◆ タンパク質：肉類（牛，豚，鶏，ハムなど），魚介類（魚，小魚，貝，ねり製品など），卵類（鶏卵，うずら卵など），大豆および大豆製品（大豆，納豆，豆腐など），牛乳および乳製品（牛乳，ヨーグルト，チーズなど）
- ◆ ビタミンC：赤ピーマン，ケール，モロヘイヤ，レモン（果汁），せん茶の茶葉，黄ピーマン，からし菜漬け，いちご，パパイヤ，焼きのり
- ◆ ビタミンB6：にんにく，鶏ひき肉，豚肉（レバー），子牛肉（リブロース）
- ◆ ビタミンU：キャベツ，レタス，セロリ，アスパラガス，青のり，トマト
- ◆ 亜鉛：牡蠣（カキ），うなぎ，牛肉（もも肉），チーズ，レバー（豚・鶏），卵黄，大豆，納豆，きな粉，豆腐，そば，ゴマ
- ◆ マグネシウム：豆類，藻類，落花生などの種実類，小麦胚芽

イスボールで口腔内の冷罨を行います．口内炎による自発痛がひどければ，症状に合わせて医師が鎮痛剤の服用，医療用麻薬等の使用を検討します（**表 2, 3**）[3]．

治療が進み，口内炎の痛みが増してくると，食事や会話，歯ブラシも困難になってきます．このようなときにはスポンジブラシで口の中全体をやさしく清拭したり，頬の粘膜や歯肉などは，ヒアルロン酸配合の保湿剤をスポンジブラシにつけて清拭するとさっぱりします．口腔内がヒリヒリ痛むときの食事は，飲み込みやすいものを選びましょう．過度に辛いもの，酸味のあるもの，熱いものや冷たいものは避けましょう．水分が多く，口当たりのよいもの，ゼリー，ピューレ状のものなどを，一口量を少なくし，飲み物と一緒に少しずつ飲み込んでください．

治療に伴う口の乾燥に対しては，保湿剤を適宜使用し，保湿に努めます．保湿作用のあるグリセリン入りの含嗽剤でこまめに含嗽をする，保湿剤を塗布またはスプレーをするなどの方法があります．

② がん治療後

治療後は，治療開始前と同様に，歯ブラシとうがい薬によるうがい，保湿剤等で口の中の清潔を保つよう促します．

口の乾燥が強いときは，う蝕になりやすいので 3 カ月に 1 回程度のペースで歯科医院でフッ素塗布をしてもらいながら，フッ素入り歯みがき，フッ素入りのうがい薬を使用してもらうとよいでしょう．

開口障害があると歯ブラシが不十分になり，う蝕になりやすく，歯周病が進行する可能性が高くなります．う蝕や歯周病により抜歯せざるをえなくなった場合，がん治療の際にステロイドやビスホスホネート製剤を使用していたりすると，抜歯により顎の骨が感染し，骨髄炎を誘発する恐れがあるので注意が必要で

表 2 NCI-CTC（National Cancer Institute - Common Toxicity Criteria）による口内炎の評価と対策
（静岡県立がんセンター・大田洋二郎先生作成の表を抜粋・要約）

	Grade 0	Grade 1	Grade 2	Grade 3	Grade 4
口内炎／咽頭炎	なし	疼痛がない，潰瘍，紅斑または病変を特定できない軽度の疼痛	疼痛がある紅斑，浮腫，潰瘍，摂食・嚥下は可能	疼痛がある紅斑，浮腫，潰瘍，静注補液を要する	重症の潰瘍，経管栄養，経静脈栄養または予防的挿管を要する
対処法	予防として生理食塩水・ハチアズレ・イソジンによるうがい	左と同じうがい・ステロイド軟膏の塗布・オーラルバランス等，市販の保湿剤を使用	下記（1）（2）（3）を組み合わせ（1）ハチアズレ＋グリセリン＋キシロカイン，または生理的食塩水＋キシロカインによるうがい．市販の保湿剤を塗布してもよい（2）エレース・アイスボールで口の中を冷やす（3）痛みが強いときは，局所麻酔薬，NSAID（非オピオイド系鎮痛薬），オピオイド，モルヒネ等を症状に合わせて処方してもらう		

表3 うがい液,アイスボールの作り方・使い方(静岡県立がんセンター・大田洋二郎先生作成の表を抜粋・要約)

うがい液・鎮痛剤	作り方・使い方	適応・注意
万能うがい液 ■生理食塩水	水1Lに食塩9gを溶かし,1日5〜8回うがいをする.	⇒口内炎,口腔感染に. 重症で痛みが強い場合も,粘膜の刺激が少ない.
粘膜保護に ■ハチアズレ	1回2gを微温湯100 mLに溶かし,うがいをする.	⇒軽度の口内炎,粘膜炎,咽頭炎,扁桃炎に. 粘膜保護,治癒促進作用があるが,消毒作用はない.
消毒作用が強い ■イソジンガーグル	1回2〜4 mLを水60 mLで薄め,うがいをする.	⇒口内炎,咽頭炎,扁桃炎の感染予防,消毒に.アルコールが含まれ消毒作用がもっとも強い.刺激も強いので注意する.
舌苔を除去 ■オキシドール	口の中の部分的な消毒なら2〜3倍に,洗口用なら10〜20倍に薄める.	⇒口内炎,口腔粘膜の消毒,舌苔に. 口腔粘膜出血,口腔乾燥による粘膜同士の付着,舌苔の付着などの場合,剥離しやすく,口腔内を清浄化する.
治癒を早める ■ハチアズレ+エレース	ハチアズレ5包,エレース5V(びん)を水500 mLに溶かし,1回50 mLずつうがいする.	⇒放射線,抗がん剤の口内炎によるびらん,潰瘍粘膜の治癒促進に. 水に溶かして使うエレース(粉状)は粘膜の炎症を抑え,治癒を促進.エレースの効果は持続しないので1日で使い切る.
保湿もできる ■ハチアズレ+グリセリン	ハチアズレ5包,グリセリン60 mLを水500 mLに溶かし,うがいをする.	⇒口腔乾燥,放射線治療による唾液腺障害時の口腔乾燥に. 痛みがあるときは,これに,下記と同様にキシロカインをプラスしてうがいするとよい.
鎮痛剤入り ■食塩水+キシロカイン	上のハチアズレ+グリセリン溶液に4%キシロカイン5〜15 mLを添加.1回10 mLを口に含みゆっくり2分間グチュグチュうがいをする.	⇒放射線,抗がん剤による口腔粘膜炎,咽頭炎,食道炎の嚥下痛に. 咽頭痛が強い場合は,少量飲み込むのもOK.
消炎鎮痛剤 ■ポンタール・シロップ	食事の15分前,1回にシロップ10 mLを飲み込む.	⇒放射線,抗がん剤による口内炎で,食事の際の痛みや嚥下痛が強いときに. キシロカイン入りうがい薬と併用するとよい.抗がん剤のシスプラチンを使う場合は,腎障害のリスクが高まるので使用不可.
冷却用氷片 ■エレース・アイスボール	エレース5V(びん)を水500 mLに溶かし,丸型の製氷皿に入れて冷凍する.1日5〜8回,口腔内をクーリング.1回3〜5個をゆっくり溶かしながら飲み込む.	⇒放射線,抗がん剤による口腔粘膜炎の炎症や痛みが強いときの冷却に. 角がないボール状の氷なので,口の粘膜を傷つけずに冷却できる.ハチアズレは凍らせると苦いので,入れないこと.

す.また,このようにならないためにも,治療後も歯科医院で,う蝕や歯周病をはじめとした口の衛生管理を継続して徹底的に行ってもらうとよいと思います.

文献
1) 舘村 卓,野原幹司,藤田義典,青木越子,藤本晴美,辻仲利政,安井洋子,熊代千鶴恵,金光由起子:食道癌チームアプローチにおける口腔ケアの意義.歯界展望,95:906-912,2000.
2) 上嶋伸和,坂井謙介,長縄弥生,波戸岡俊三,長谷川泰久,上田 実,篠田雅幸.食道癌手術患者に対する専門的口腔ケア施行の効果.日本外科感染症学会雑誌,6(3):183-188,2009.
3) がんサポート情報センター(http://www.gsic.jp/measure/me_11/index.html).副作用対策 口腔ケア.

> 口腔機能を少しでも保つことは，患者さんの QOL の維持，向上につながります．それでは，余命がある程度予測されている終末期の患者さんに対しては，口腔機能をどのように捉え，アプローチしていけばよいのでしょうか．ここでは，そのような問題に対してがん，がん以外の二つの観点から考えてみたいと思います．

1 がん終末期

1）はじめに

　口腔は呼吸，会話，食事といった日常生活に不可欠な機能の重要器官でもあることから，これらの機能を保つことは，がんの患者さんの QOL を維持することにつながります．また，がんと診断されたときから歯科も含めた多くの専門職種が連携し，それぞれが専門的かつ適切に緩和医療を提供することで，治療や体力の低下に伴う合併症を予防するだけでなく，医師，看護師の負担を減らし，患者さん，家族の QOL を最期まで高く保つことを支援することができるのです．それには患者さんや家族だけでなく，医師，歯科医師，看護師，その他の関連職種すべてのコンセンサスが必要ですし，相互の理解が必要であることはいうまでもありません．

　がんに対し積極的な治療を行っているときの口腔ケアに関しては，周術期の口腔ケア，がんの患者さんに対する口腔ケアの章で述べましたが，本項では余命がある程度予測されているような方に対する口腔ケアについて考えてみたいと思います．

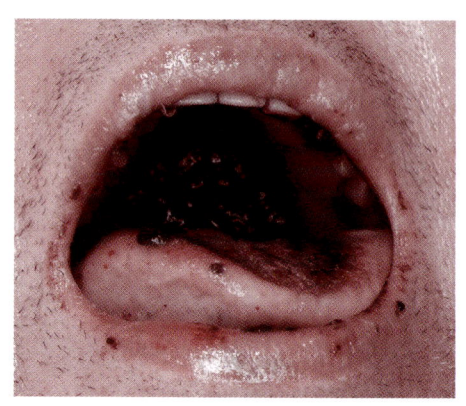

図 1　69 歳男性，白血病末期
軟口蓋に巨大な血腫を認めます．

終末期（緩和ケア）の口腔ケア

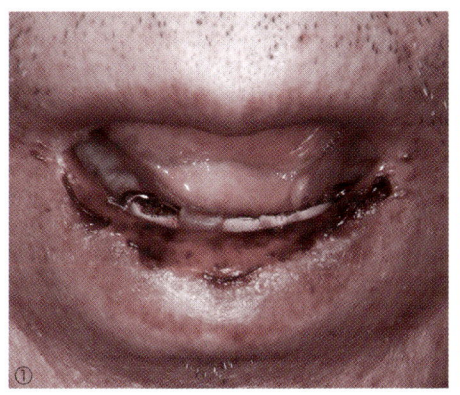

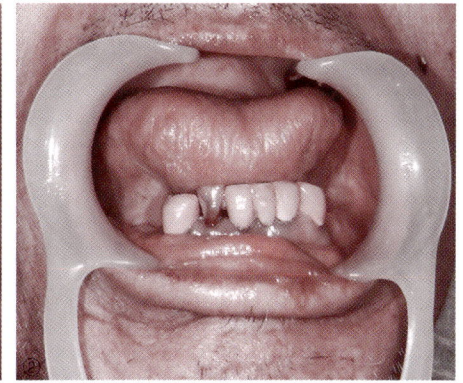

図2　70歳男性，肺がん末期
①口唇粘膜に広範な粘膜炎を認めます．②2週間の口腔ケアにより口唇の粘膜炎は消失しました．

2）基本的な考え方

　欧米のホスピスの中には，緩和ケアは口腔ケアに始まり口腔ケアに終わるとしている施設もあるそうです．先進諸国の死因の第一位はがんであり，現代医療の最重点課題もがんであることから，現代医療の進歩はがん医療が牽引していることはいうまでもありません．がん医療の一つである緩和医療の進歩も目覚しく，がんの患者さんが耐えがたい激しい肉体的苦痛に苦しむことはほとんどなくなってきました．しかし，そのようななかでも，口腔の炎症や，高度な口腔乾燥による不快感を除くことは困難な場合が多いようです．

　自分で歯みがきができない，経口摂取が困難になり口腔内の自浄作用が低下し，口呼吸による口腔内の乾燥が著しく，不快感が取り除けない，カンジダや口内炎などによる持続的な痛みがある，不顕性誤嚥による肺炎のリスクが高いなど，がん終末期の方の口腔内によくみられる状態です（**図1，2**）．セルフケアが可能な場合は，負担のない範囲でなるべく頻繁に本人に口腔ケアを実施してもらいます．軽くゆすぐ程度，水を口に含む程度

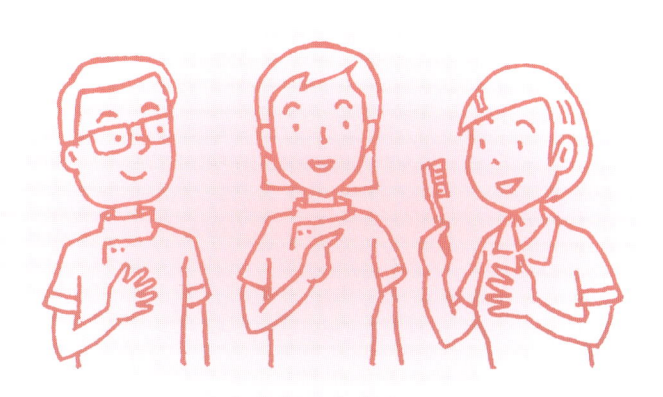

しかできなくても，これまで日常生活においてずっと行ってきたセルフケアを維持することは，口腔内の状態を良好に維持し，肺炎を含めた感染症を予防するだけでなく，意欲の維持にもつながると思われるからです．自分でケアができない場合は，看護師，介護者のみなさんが普及型口腔ケアを行うとともに，以下で述べる基本的なケアを適宜行って下さい．

3）基本的なケアの方法

基本的ケアとしては，「義歯をはずし，うがいをする」，「はずした義歯はブラッシングでぬるみや汚れを落とし，義歯洗浄剤に浸漬する」，「口腔粘膜に付着した汚れや食物残渣を除去し，歯をブラッシングする」，「最後に舌苔を除去し，うがいをしてもらう」です．

義歯については付着したカンジダなどの菌の繁殖を予防する目的と口腔粘膜を休ませるため，夜間は（もしくは時間を決めて）義歯をはずし，義歯洗浄剤に浸漬しておきます．朝には洗浄剤から取り出し，流水で義歯洗浄剤を洗い流し口腔内に装着します．義歯の装着も可能な限り行うとよいでしょう．食事がとれなくなったからといって義歯の使用も中止することは喪失感を助長し，また顔貌や審美にも影響することから，人との接触を避けるきっかけになることもあるからです．ただし，義歯を装着することで，義歯性潰瘍を作ってしまったり，摂食・嚥下や会話といったQOLの維持に重要な機能を障害するのであれば，除去することも検討します．しかし，そのような場合でも可能であれば歯科医師に相談し，調整してもらうとよいでしょう．

4）口腔乾燥への対応

経口摂取量が落ちてきたり，活動度が下がるとだ液の分泌は低下してきます．加えて，鎮痛のために医療用麻薬などを用いると，その抗コリン作用でだ液の分泌はさらに低下します．これにより口腔内の細菌や真菌が急増し，ときには逆行性に顎下腺や耳下腺に及んで感染を起こしたりします（図3）．口渇や口腔乾燥が強い場合は氷片（かき氷やアイス）や水を口に含んでもらったり，口腔用保湿剤を使用したりして，口腔内を直接保湿するとともに，部屋の温度と湿度を調整します（p.90，表1参照）．室内に洗濯

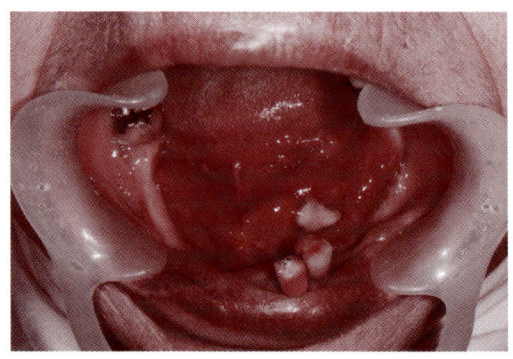

図3 78歳女性．だ液分泌量の減少のため，左側顎下腺が逆行性に感染し，口底が腫脹し，排膿が認められます．

物を干したり，加湿器を使用したり，シンクや浴槽にお湯を張るなどして加湿します．不快でなければマスクをするのもよいでしょう．

5）口内炎への対応

口内炎がある場合はまず部位を確認し，うがいなど口腔内の保清に努めます．疼痛を伴う場合は，キシロカイン含有の含嗽剤を使用します．それでも痛みが強い場合は口内炎の範囲を確認し，その部分にキシロカインビスカスやゼリーを塗布します．口腔内を麻痺させた状態で，生理食塩水を浸した綿球や毛先の軟らかいブラシなどの，刺激の少ない清掃器具を使用して口腔ケアを行います．清掃器具の使用が困難な場合は，うがいを頻繁に行ってもらいます．口腔ケア後に口腔用ステロイド薬を口内炎部に塗布します（表1）．軟膏は量が多すぎると逆に汚染源となることから，薄めに最小限塗布します．舌や頬粘膜など可動粘膜に口内炎がある場合は，軟膏塗布後しばらく口腔内を動かさないよう指示し，軟膏の局所保持に努めます．

6）口腔カンジダへの対応

口腔カンジダが認められ，義歯を装着している場合は義歯清掃を徹底します．カンジダを認める部位には，軟らかい歯ブラシやスポンジブラシなどで，カンジダをできるだけ除去し，それでも除去できない場合は無理にこすらずにフロリードゲルを塗布したり，ファンギゾン含嗽剤を使用します．疼痛が強ければ表面麻酔薬の使用を検討します（表1）．肥厚性カンジダなど難治性の場合，抗真菌薬の内服を行います．

7）嘔気，嘔吐への対応

嘔気，嘔吐がある場合，嘔吐直後は吐物により口腔内のpHが低下します．放置しておくと口腔内環境が悪化する可能性があるため，水でうがいをします．また，吐物の臭いがさらに嘔吐を誘発するため，吐物はすみやかに処理し，室内の換気も行います．食事直後は嘔気，嘔吐を引き起こしやすいため，口腔ケアは避けたほうがよいでしょう．舌後方，軟口蓋，咽頭部は敏感で刺激を感じやすいため，極力触れないように注意します．舌を引っぱたり，大開口させることも嘔吐を誘発することから注意が必要です．清掃器具はなるべく小さいものを使用し，余計な刺激を少なくします．嘔気，嘔吐が持続しているときはできる範囲でケアを行います．歯磨剤が嘔気，嘔吐を誘発することがあるので注意しましょう．嘔吐がひどく，口腔ケアが困難な場合にはうがいだけでも頻繁に行ってもらうよう指導します．

8）その他の注意点

経口摂取の低下，あるいは摂取してい

表 1 口腔トラブルに応じた薬剤
(がん対策のための戦略研究「緩和ケア普及のための地域プロジェクト」: http://gankanwa.jp/tools/step/skill/oral_care.html)

口腔乾燥	口腔用保湿剤	ウェットケアプラス（スプレー）・マウスウォッシュ（液状）・ウェットキーピング（ジェル）・ハチアズレ・オーラルバランス
口内炎	ステロイド外用薬	ケナログ・デキサルチン・アフタッチ・サルコート
口腔内カンジダ	抗真菌薬	フロリードゲル・イトリゾール・ファンギゾン
口腔内の痛み		ハチアズレ・キシロカイン含嗽液（遮光で保存）蒸留水（500 mL）・ハチアズレ（5包）・4%キシロカイン（1.5 mL）・付着物が多い場合はエレースを混ぜる

ない場合はだ液による自浄作用が低下しているため，口腔ケアやうがいの回数を増やします．呼吸困難がある場合は乾燥した痰の付着などにより口腔内が汚染されていることが多いことから，可能な範囲で口腔ケアを実施します．酸素飽和度のモニタリングを行い，短時間（10～15 秒程度）のケアを呼吸状態の回復をみながら，繰り返し行います．このとき，ケアを行う側も息を止めて行うと，時間の目安になります．

意識が低下してきているときなどは，誤嚥のリスクが高いため，水分の使用には十分に注意します．口腔ケアを実施することで苦痛が伴うようであれば中止し，口唇面のみの清掃や保湿など，簡単に実施できる口腔ケアにとどめ，患者の負担を少なくします．

② がん以外の終末期

1）終末期の考え方と医療の在り方

終末期ケアというと，ほとんどの方は末期がんの患者さんを想定すると思いますが，本項では重症の認知症，神経難病，脳血管障害，呼吸不全，心不全など，治癒困難と判断されたときから始まる，比較的期間の長い終末期ケアについて考えてみたいと思います．

2001 年に日本老年医学会は「高齢者の終末期の医療およびケア」に関する「立場表明」を公表し，2011 年に 10 年の状況の変化に対し「立場表明」の改訂を行いました．この中での終末期の定義は「病状が不可逆的かつ進行性で，その時代に可能な最善の治療により病状の好転や進行の阻止が期待できなくなり，近い将来の死が不可避となった状態」としています．

2001 年の立場表明の基本的な考え方は次の三つにまとめられていました．

(1) 人の「老化」と「死」に向かい合う老人医療は，生命科学で得られた成果を基盤とした「生命倫理」を重視した全人的医療であるべきである．

(2) 国連の提唱する「高齢者のための 5 還俗」である「自立」，「参加」，「ケ

ア」,「自己実現」,「尊厳」は,日本老年医学会の基本的立場でもある.
（3）人生の最終局面である「死」を迎える際に,個々の価値観や思想・信仰を十分に尊重した最善の医療を受ける権利を有する.

そして,2011年では,この基本的立場を尊重しながら,次のように終末期医療に関するガイドライン・勧告・指針がまとめられました.

2）終末期医療に関するガイドライン・勧告・指針のまとめ[1]

1) 終末期医療・ケアのあり方
①疼痛,苦痛,不快,倦怠感等の症状の緩和が十分になされるべき.
②患者のみならず家族に対しても精神的,社会的支援を含む包括的ケアがなされるべき.

2) 終末期医療・ケアの方針,方法の決定のプロセス
①医療従事者（意思など）からの適切な情報の提供と説明.
②①に基づき,患者と医療従事者とが話し合う.
③②に基づき,患者本人が自身が望む方針,方法を示す.
④③を尊重し,最終的な方針,方法を多専門職種からなる医療・ケアチームが決定し実施する.
⑤治療の差し控え（不開始）,開始,中止（撤退）等は多専門職種からなる医療・ケアチームが慎重に判断し,患者本人の意思を確認し,文章にまとめ実施する.
⑥現場の多専門職種からなる医療・ケアチームが判断に迷う場合は,多専門職種からなる医療機関を代表する委員会で話し合い,決定する.

3) 終末期の方針,方法に関し患者本人の意思確認ができない場合
①家族による患者意思の推定を尊重する.
②家族が患者意思の推定ができない場合は,よく話し合った上での家族の意思を尊重する.
③家族がいない場合は,多専門職種からなる医療・ケアチームが決定.

3）終末期における口腔ケア

口腔ケアに関しては現在終末期のあり方について議論されている人工呼吸器や経静脈栄養,経管栄養,胃ろうの適用といった直接延命に関わるものではなく,生命に関わる危機を回避するための予防的処置と位置づけられることから,そのまま適用することはできないと思います.しかし,口腔ケアに関しても,このガイドラインに繰り返し明記されているように,現場の多くの専門職種からなる医療・ケアチームの役割が重要ということに変わりはありません.本人や家族が

望まなくても，口腔ケアを行うことによって，気道を障害する汚染物を取り除き，呼吸苦が緩和できる可能性がある場合や，高度の口腔乾燥による不快症状が緩和される可能性が高い場合は，ケアの専門職としてその必要性を提案し，家族を含めたチームとして議論しなければなりません．

また，8020達成者（80歳で20本以上の歯を有する者の割合）が38.3％に達した現在（平成23年歯科疾患実態調査），比較的期間の長い終末期ケアを受けている高齢者の中で，動揺歯や，高度のう蝕など，出血や痛みがあり，将来的に止血困難や感染の急性化，歯の脱落による誤飲，誤嚥といった事態が予想されるケースも急増していると考えられます．これらのことが起こった場合の苦痛，不快などの症状と，その可能性，それらを予防するための処置（抜歯や削合など侵襲的な処置を含む）とそれを行うリスク，侵襲について歯科専門職を交えて，話しあっておく必要があります．近い将来，食事や口腔ケアなどの障害となったり，苦痛の原因となる歯や義歯については，戦略的に抜歯をしたり，使用を制限したりして苦痛や不快などの症状が発現するリスクをできる限り少なくするよう，本人，家族，歯科専門職種を含めた多専門職種からなる医療・ケアチームで議論し決定することが理想的です．また，そのときには主治医や担当の看護師，介護士は全身的なリスクや予後，余命だけを考慮するだけでなく，これまでの生活環境や家族背景なども考慮し，そして何よりも患者さんの尊厳を守ることを第一にチームとして議論することが大切なのではないでしょうか．

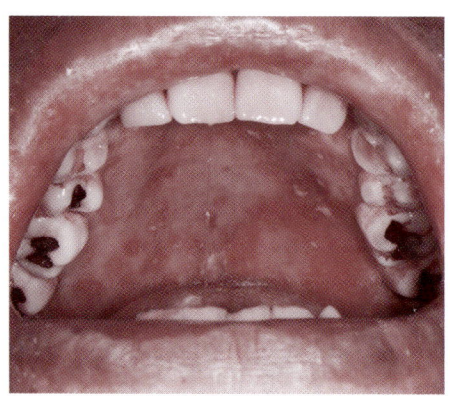

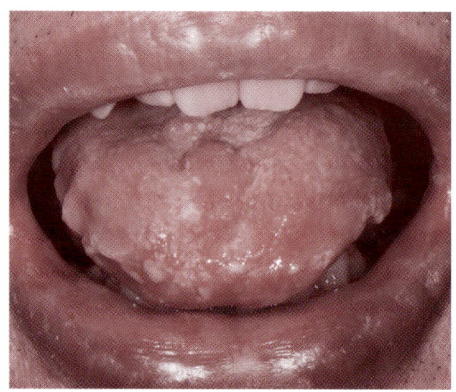

図4　82歳女性，膠原病末期
　口腔内の汚染がひどく，口腔粘膜全体に口内炎が認められます．

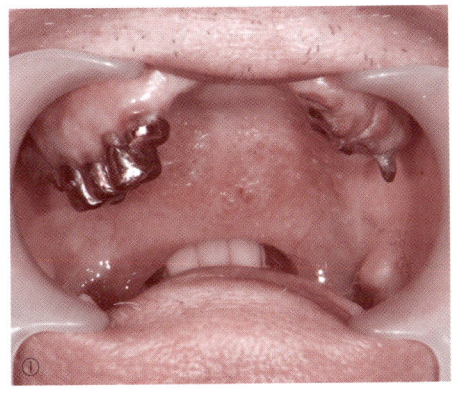

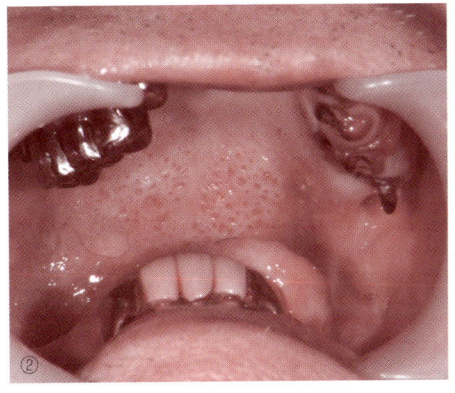

図 5　75 歳男性，脳梗塞再発末期
①口蓋が乾燥した粘液の皮膜に覆われ，軟口蓋の小だ液腺の排出障害が認められます．
②口蓋の乾燥した粘液の皮膜を除去したところ，小だ液腺からだ液の流出が認められました．

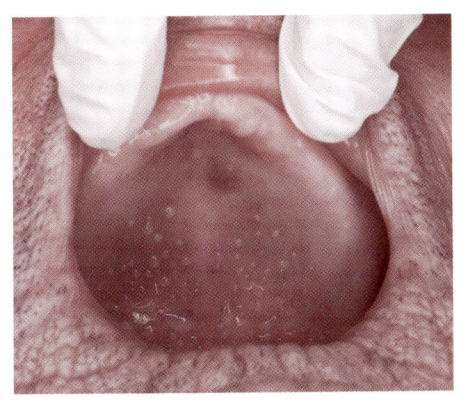

図 6　94 歳男性，誤嚥性肺炎
口腔ケア後に，口蓋からだ液の流出が認められました

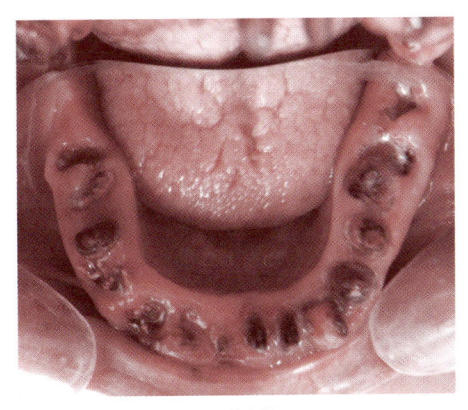

図 7　75 歳男性，肝硬変末期
残根が多数あり，周囲歯肉の腫脹，疼痛，出血を繰り返していました．

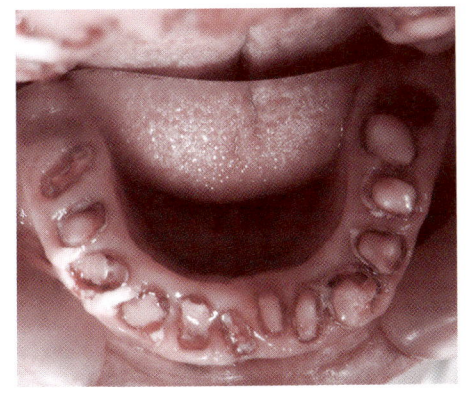

図 8　75 歳男性，肝硬変末期
抜歯が困難なため，残根を削合，歯の表面を被覆，保護し，専門的口腔清掃と口腔清掃指導を行いました．

4）終末期の患者さんの口腔内（図 4 〜 8）

文　献
1）井藤英喜："立場表明"後の 10 年間を振り返って．日老医誌，49：63-66, 2012.

> 人工呼吸器を装着している患者さんの口腔内衛生状態は悪く，さまざまな問題が生じています．そのような口腔内状態に起因するさまざまな問題を解消するために，口腔ケアが非常に有効になっています．

1 気管挿管中の口腔の状態

　人工呼吸器装着中で気管挿管されている患者さんは，意識障害や鎮静などによる運動機能の低下，嚥下・咳反射の消失，さらに禁飲食や高度のストレスによる低栄養，易感染状態にあります．また経口挿管の場合，口唇は半開放状態になることが多く，口腔内は乾燥します．さらに，意識レベルの低下や禁食により，口腔の運動は抑制され，口腔の刺激がなくなることからだ液の分泌も減少し，これにより口腔内の自浄・抗菌作用は低下します．さらに気管チューブ，バイトブロック，固定テープなどの障害物があり，またこれらにより開口が抑制されるため，口腔ケアを行うときに採光がしにくく視野が確保できず，複雑な口腔内がさらに複雑になるため，困難が伴います．そして，口腔内細菌の増殖，易損傷状態，抗菌薬やステロイドの使用による菌交代現象と，それに伴う真菌や院内感染菌の定着，増殖といったさまざまな問題が生じます．

　また，嚥下，咳反射の障害，気道内の分泌能低下，食道入口部の弛緩，胃管チューブの存在，蠕動運動の低下による胃食道逆流などの問題も生じてきます．さらに挿管チューブにより，喉頭蓋や声帯の運動が障害され，気道が開放状態となるため，口腔・咽頭の分泌物や逆流した胃内容物が挿管チューブを伝って気管に侵入しやすい状態にあります．

2 人工呼吸器関連性肺炎

　院内感染のうち肺炎が占める割合は約15％で，ICUおよびCCUといった重症患者の管理を行う現場では，それぞれ27％，24％と高い割合であるという報

人工呼吸管理中の患者さんに対する口腔ケア

告があります．また，病院関連細菌性肺炎を引き起こす最大の危険因子は気管挿管といわれています．人工呼吸器関連性肺炎（VAP : ventilator associated pneumonia）は人工呼吸器装着後，48時間以降に生じた肺炎であり，この発症率は5〜67％で，死亡率は24〜76％と高値であるといわれています．したがって，人工呼吸器関連性肺炎の予防は，呼吸管理を行ううえで重要な問題となっているのです[1]．

急性期医療の現場では，口腔ケアは肺炎など感染の予防対策として位置づけられ，多くの施設でマニュアルが作成され，クリニカルパスに導入されています．VAPの感染経路のうち，カフ上部の分泌物の気管へのたれ込み（silent aspiration）は，まず口腔・咽頭で細菌の定着，増殖が起こり，これがバイオフィルムを形成します．特に歯や気管チューブの外壁にはバイオフィルムが形成されやすく，これにだ液などが接触しバイオフィルム内の細菌が混入します．このような多量の細菌を含むだ液が，開放状態にある気道内に侵入し，挿管チューブのカフ上に貯留します．そして，カフと気管壁との隙間から気管腔内へ漏出し，末梢気道へ流れ込み，生体が対処できない量の病原性細菌が播種されて，VAPは発症するといわれています．

このようなことから，CDC（米国疾病予防管理センター）の医療関連肺炎予防のためのガイドライン2003では口腔衛生の包括的プログラムの構築と実施を勧告しています[1]．

3 気管挿管患者に対する口腔ケアの実際

口腔内の消毒液はイソジンがよく使用されていますが，粘膜刺激性，口腔乾燥，口腔内常在菌叢への影響などの問題が指摘されています．よって，状況に合わせて希釈して使用します．視野の確保・口唇の保護のために口角鉤とプラスチック製の硬性の吸引管を準備するとよいでしょう．軟性の吸引チューブでは，舌や頬

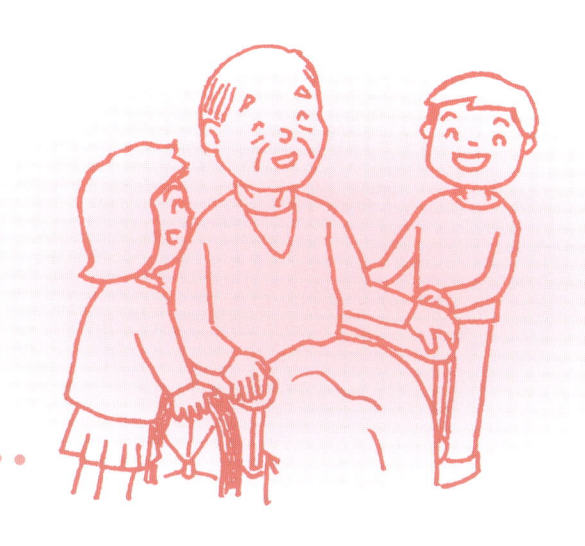

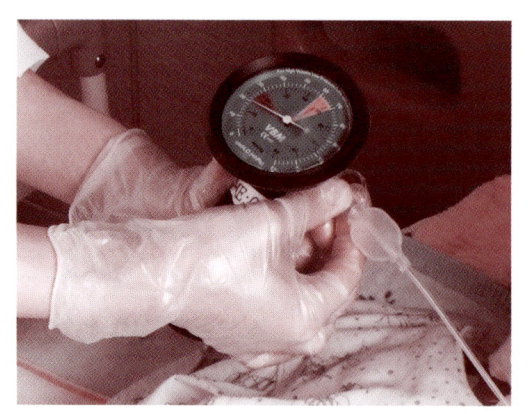

図1　適宜カフ圧計を用いてカフ圧を確認します

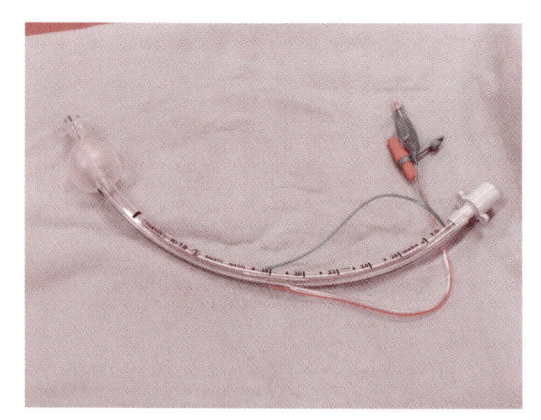

図2　カフ上吸引付経口挿管チューブ

粘膜を圧排できず，咽頭に溜まった汚物やだ液を吸引することが困難となります．また清拭には清掃効率が高く粘膜を障害しにくい，ディスポーザブルの粘膜ブラシを用いることが望ましいのですが，高価なため十分普及するまでには至っていなようです．

次に，気管挿管患者の口腔ケアの方法の一例について，順を追って解説します．

1) 体位・カフ圧の調整

まず，体位の調整を行います．気管挿管されている患者は誤嚥のリスクが高く，医学的に問題がなければ，上体は30〜45°挙上しておくことがCDCガイドライン2003で推奨されています[1]．よって，大抵の場合はギャッジアップの必要は少ないのですが，頭部が過剰に後屈している場合は，口腔ケア中に汚染物が咽頭に垂れ込まないように，枕などを利用して可能な範囲（患者さんの状態を考慮し，口腔ケアに支障がない範囲）で前屈させるとよいでしょう．体位・頭位の調整後，カフ圧計を用いてカフ圧を確認します（図1）．カフ圧は通常と変える必要はありませんが，口腔ケア時にカフ上に貯留した洗浄液や分泌物などがカフ下へ漏えいする可能性がある場合は，若干カフ圧を上げるとよいでしょう．しかし，気管粘膜の毛細血管の血圧は35〜45 mmHg程度であり，これを超えた圧力にすることはカフ圧迫部の毛細血管の血流障害を招き，カフ圧迫部の気道粘膜の壊死を引き起こすことから，最小限にとどめ，ケア終了後ただちにもとに戻す必要があります．カフ圧を確認ないし調整したあと，カフ上吸引が可能な気管チューブ（図2）であればカフ上吸引を行います．

2）挿管チューブの固定位置の確認

集中治療室での口腔ケアは通常2～8時間おきに行われていますが，気管チューブの固定位置を変更するとき以外は，気管チューブを固定したまま行われることが多いようです．固定したままでは，開口が抑制されることから十分な口腔ケアが行えません．よって気管チューブの固定位置を変更するときに合わせて，口腔ケアを行うとよいでしょう．このとき，気管チューブを固定するテープや器具は除去されるため，ケアを行ううえでの障害は少なくなりますが，気管チューブを誤って抜去したり，反対に深く挿入して，片肺の換気になってしまわないように注意しなければなりません．これら事故を防止するにはケア開始前に気管チューブの固定位置を必ず確認するとともに，ケア中やケア後も適宜確認することが重要です．気管チューブの固定を除去しないで口腔ケアを行う場合でも，気管チューブを上唇のみに固定することで，かなり開口が得られますので，気管チューブは図3-②のように，口角から上唇～頬骨部にテープで固定するとよいでしょう[2]．下唇や下顎にテープで固定しても開口は得られますが，開口したときに気管チューブが下顎の動きとともに誤って抜けてしまう可能性があるので，特別な場合以外は行わないほうがよいでしょう．気管チューブを固定したまま口腔ケアを行う場合，開口が制限されるばかりか，気管チューブやバイトブロックなどで視野が確保できず，また採光も遮られますので，不用意なケア操作で粘膜の損傷や除去した汚物を咽頭に落下させないよう注意しましょう．

3）口腔周囲の清拭

口腔周囲に付着した細菌，特に薬剤耐性菌を含む院内感染菌を口腔内に持ち込

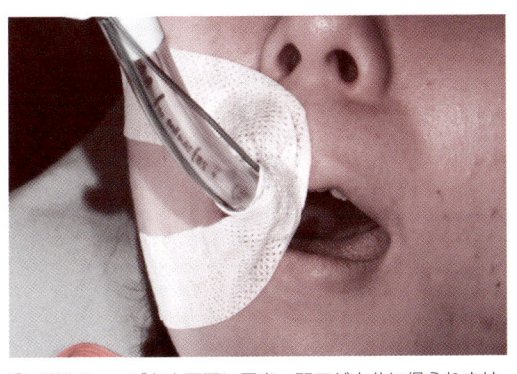

① 挿管チューブを上下顎に固定．開口が十分に得られません．

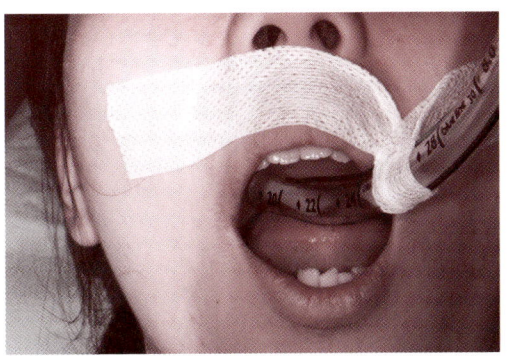

② 挿管チューブを上顎のみにテープで固定．開口が得られチューブのずれも少なくなります．

図3 挿管チューブの固定位置

むことを予防するため，濡れガーゼ・綿球（感染のリスクが高い患者の場合は皮膚消毒用の薬液をしみこませたガーゼ）等で口唇周囲および鼻孔を清拭します[3]．鼻腔の清拭は，鼻汁や血液などで鼻孔が閉鎖した場合，副鼻腔炎を生じ，多量の鼻汁が分泌され細菌を含み咽頭に流入することで，VAPのリスクが高くなると考えられるからです．CDCガイドラインでも，長期の経鼻挿管はVAPのリスクを増大させるとしており，長時間の副鼻腔の通気障害はVAPのリスクを増大させると考えます．つまり鼻呼吸が行われていないとしても，鼻腔の通気は確保しておく必要があるのです．鼻腔の清拭に際しては鼻出血等のリスクがありますが，乾燥した鼻垢により鼻腔の通気が阻害されるのは，本来皮膚である鼻前庭なので，それより後方の鼻粘膜に覆われた部位は構造，機能からも鼻汁が乾燥し通気を阻害することは少ないと思われます．鼻前庭は皮膚のため鼻毛があり，これが乾燥した鼻垢とともに，通気を阻害する原因となることから，鼻垢とともに，鼻毛の処理も適宜行う必要があります．

4）視野の確保

口腔保湿剤をスポンジブラシで口唇に塗布し，湿潤させます．視野と安全確保のため口角鉤を装着し，必要であれば開口器を装着します．気管チューブが邪魔になるときは，片側だけ装着することもあります．

5）汚染物，洗浄液の咽頭への垂れ込みの防止

口狭部から咽頭部に気管チューブを巻くようにガーゼ等を挿入し，口狭部を閉鎖します．これは，ブラッシングにより遊離した汚染物の飛沫などが，咽頭に落下するのを防ぐのと，だ液や保湿剤が多量に咽頭に流入するのを防ぐ目的で行います．

6）歯・粘膜の清拭

歯ブラシを行うのと，口腔保湿剤を付けた粘膜ブラシで頬粘膜，口蓋粘膜，舌，チューブを清拭します．除去困難な強固な付着物がある場合は，2倍に希釈したオキシドールを咽頭への垂れ込みに注意しながら最小限塗布し，オキシドールが発泡し，付着物が粘膜から浮き上がったところで，愛護的に除去します．オキシドールは血管収斂作用もあり，出血により生じた痂皮などの除去にも有効です．オキシドールによる発泡により視野が悪くなることもありますので，適宜硬性の吸引管にて吸引するとよいでしょう．

7）汚染物の回収，口腔粘膜の保湿

現在，歯ブラシや粘膜の清拭を行ったあと，遊離した汚染物の希釈，洗浄とカフ上に貯留した分泌物を希釈，除去する目的で，カフ上吸引と口腔内の吸引を行

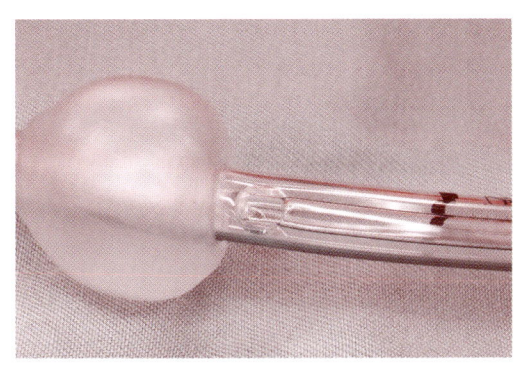

図4　カフ上吸引孔
　カフとは若干の距離があります．

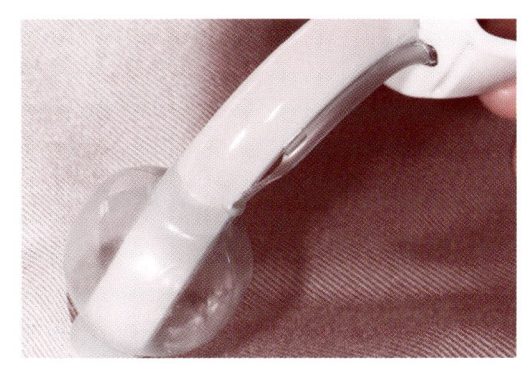

図5　気管切開用の気管カニューレのカフ上吸引孔
　カフ上部からの距離があり，カフ上の貯留物をすべて吸引することはできません．

いながら，200 mL程度の水で口腔内の洗浄を行っている施設も多いようです．しかし，北米では洗浄液の誤嚥のリスクが高いことから基本的には行わないというのが主流になっているようです．歯ブラシやスポンジブラシも水分を多く含み，その操作中，含んだ水分が咽頭に垂れ込む可能性があります．ですから，口腔ケアを行うときには水分の代わりに口腔保湿剤を用いて，咽頭への垂れ込みを防止しながら，歯ブラシ等で歯や粘膜から遊離させた細菌や汚染物質を口腔保湿剤とともにできるだけ回収するとよいでしょう．最後に咽頭に留置したガーゼを除去し，咽頭の清拭を口腔保湿剤とスポンジブラシを用いて行い，残った口腔保湿剤を口腔内および口唇に塗布します．

8）チューブの固定・カフ圧の調整

　最後に，気管チューブを固定し，体位とカフ圧を調整します．その後，カフ上，口腔内，またカフ上吸引を行ってから，気管内に貯留物が聴診された場合は気管内吸引を行います（カフ上吸引孔；**図4，5**）．カフ上吸引を頻繁に行うのは，口腔内吸引や気管内吸引の刺激により，嚥下反射が生じ，その嚥下圧により，カフ上の分泌物がカフ下に押し込まれるのを防ぐのが目的です．ただし，カフ上吸引ではカフ上の分泌物を完全に吸引することはできませんので，できる限り嚥下反射を誘発するような刺激を与えないことが重要です．

文　献
1）密田年宏 監訳：医療関連肺炎予防のためのCDCガイドライン2003年版．国際医学出版株式会社，東京，2005．
2）多比良祐子：アセスメントとケアがよくわかる！口腔ケアの疑問解決Q&A．症状・状態別の口腔ケア．挿管患者，Nursing Mook，68：44-46，2011．
3）渡邊裕，山根源之，外木守雄，蔵本千夏：気管挿管患者の口腔ケア．老年歯科医学．20：362-369，2006．

要介護高齢者の口のなかに歯石、不良な詰めもの、形の複雑な義歯などがあると、口腔ケアシステムの効果は十分発揮されません。歯科医師・歯科衛生士が行う専門的口腔ケアには、歯石除去、PMTC（歯科医師・歯科衛生士による機械的な専門的歯面清掃；Professional Mechanical Tooth Cleaning）などがあり、日々の口腔ケアでは除去できない口のなかの細菌の温床を除去し、口腔ケアシステムによって完全に歯垢が除去できる口腔環境を作りあげます。専門的口腔ケアと看護師や介護者が行う口腔ケアシステムを併用することで、より有効、確実な口腔ケアを提供することができます。

1 専門的口腔ケアと普及型口腔ケアの関係

「実践編」では、口腔ケアを専門的口腔ケアと普及型口腔ケアに分類し、普及型口腔ケアとして口腔ケアシステムについて記載しました。そこで、この章では歯科医療担当者の専門知識がなくてはできない要介護高齢者を対象とした口腔ケアを紹介します。

普及型口腔ケアと専門的口腔ケアは相反するものではなく、併用することでより効果があがるものです[1]。看護師や介護者が日々の口腔ケアシステムを行い、週1回は歯科医師・歯科衛生士が専門的口腔ケアを行えば、時間的・人員的・経済的に効果があがります。そしてこのような日々の取り組みは、摂食訓練、言語訓練といったリハビリテーションと融合することによって、要介護高齢者のQOL向上に、より貢献できると思われます。

2 専門的口腔ケアの定義

日本歯科医師会では、専門的口腔ケアを"口腔領域における疾患の予防、機能の維持・回復、ひいては健康と生活の質の向上のため、口腔保健や歯科医学の理

歯科医師・歯科衛生士が行う専門的口腔ケアとはどんなもの？

論・知識にもとづき，歯科保健医療の専門職が行う，口腔保健指導，専門的口腔清掃，口腔機能の維持・回復のための指導（訓練），歯科口腔領域の介護援助などの技術"と定義しています[2]．

また，日本歯科衛生士会では，歯科衛生士が行う専門的口腔清掃として，"歯，舌，粘膜，義歯などの付着物などを機械的，化学的操作によって除去することをいい，術者みがきや歯石除去などもこれに相当する"と定めています[3]．

このほかにも専門的口腔ケアとは，「口腔機能を改善させ生命の維持・向上を目的とした歯科医師・歯科衛生士が行う口腔ケア」，普及型口腔ケアとは，『口腔機能を維持して生活援助を目的とした看護師・介護者・家族が行う口腔ケア』と定義することが提案されています[1,4]．

筆者は，これらの定義を踏まえたうえで，専門的口腔ケアとして，以下の2点を提案しています．

① 口腔ケアシステムのような口腔ケアマニュアルを介護者や看護師などの他職種の方々に指導できる知識と技術を提供すること．

② 介護・看護の現場において，歯石除去，義歯の管理，PMTCなど専門性が高く，口腔機能の向上を目指した，質の高い高度な口腔ケアを提供すること．

上記2点を総合して，専門的口腔ケアと考えています．

3 段階的な口腔管理方法

筆者は，要介護高齢者の口腔管理を以下の4段階に分けて考えています．

① 看護師や介護者が日々行うシステム化した口腔ケア（普及型口腔ケア）
② 歯科医師や歯科衛生士が行う専門的口腔ケア
③ 歯科医師が行う歯科治療
④ 多職種による摂食・嚥下リハビリテーション

1，2は予防，3は治療，4はリハビリテーションと段階的に分類されます．

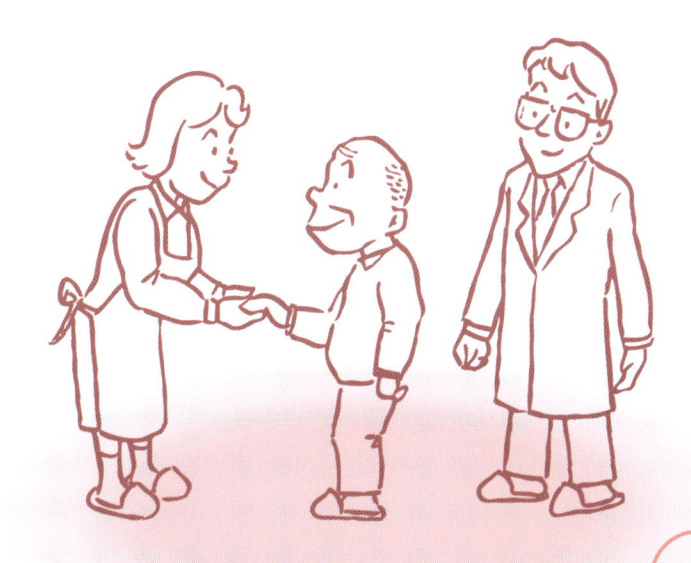

1）看護師や介護者が行うシステム化した口腔ケア（普及型口腔ケア）

実践編でも述べたように，口腔介護を十分受けていない高齢者に，必要最低限の口腔ケアを普及させるために考案された口腔ケアシステムです．

2）歯科医師や歯科衛生士が行う専門的口腔ケア

3）歯科医師が行う歯科治療

キュア（治療）の裏づけのないケアは十分に機能しません．

看護・介護の現場では，歯が痛い，歯が動揺している，歯ぐきが腫れている，義歯が合わない，口内炎で痛みがある，などの口腔のトラブルに遭遇することは少なくありません．在宅歯科医療が普及しつつあるとはいえ，現状では施設や在宅での高齢者・要介護者の歯科治療は，義歯の不適合や口腔内疼痛があるときに応急的に行われているにすぎません．

口腔内に不適合な義歯や不良補綴物があれば日々の口腔ケアの労力ばかり増加するので，いくら看護師や介護者が口腔ケアシステムを用いて努力しても，キュア（歯科的治療）の裏づけのないケアは十分に機能しません．また，経口摂食は，精神的な安定をもたらし，栄養状態を維持・改善するためにも重要な役割を担います．したがって在宅や施設での口腔ケアは，歯科治療の必要性も念頭に置いて取り組む必要があります．歯科治療により口腔清掃が行いやすくなり，口腔ケアに必要な時間を少なくすることも可能ですし，より効果的な口腔ケアを提供することにもつながります．今後は，予防的な視点で定期的な歯科治療を導入することによって要介護高齢者のQOL向上をはかることができると考えられます．

看護・介護の現場では，実際には，専門的口腔ケアとの境界は明瞭ではなく，重複することも多くありますが，主として以下の歯科処置が行われます．

① 抜歯
② 義歯の修理，作製
③ う蝕の処置，歯髄処置
④ 咬合調整，歯の固定
⑤ 口内炎の処置
　など

4）多職種による摂食・嚥下リハビリテーション

口腔ケアは，だ液分泌や口腔粘膜血流の増加，口腔の知覚の覚醒などが期待でき，摂食機能や嚥下機能などの改善効果が認められているので，口腔機能に障害がある要介護高齢者の場合は，摂食・嚥下リハビリテーションを考慮した口腔ケアが必要になります．単に保清としてのケアではなく，口腔筋機能の改善，咬合訓練，食塊形成訓練，構音訓練，発声練習および摂食・嚥下機能の改善を目的と

した口腔ケアを行います．口腔機能の維持・回復に加えて，摂食姿勢や食事環境の指導，食物形態の指導，食事介助と機能回復の指導（訓練）等が行われます．

摂食・嚥下リハビリテーションには，表1のようなものがあります．

4 専門的口腔ケアでは何をする？

口腔ケアのうち歯や義歯の清掃，口腔粘膜の清拭や含嗽指導などは，医療行為ではないため，誰でも行うことができます．しかし，スケーリングなどの予防処置や義歯の修理などは歯科医療行為ですので，歯科医師・歯科衛生士がその専門性を発揮します．歯科医師・歯科衛生士が行う専門的口腔ケアは，口腔内の微生物のリザーバー（温床）であるバイオフィルムを徹底して除去することが求められており，その点が普及型口腔ケアとの大きな違いとなります．

専門的口腔ケアとして，以下の14項目があげられます．

1）患者やチームへのシステム化した口腔ケアの指導

日々の口腔ケアを担う看護師や介護者，家族にシステム化した口腔ケアの方法を指導します．

2）診断にもとづく口腔ケアに必要な物品の選択と購入方法の指導

日々の口腔ケアを担う看護師や介護者，家族に口腔ケア用品，タオル，スポンジ，保湿剤などの口腔ケアに必要な物品の選択と購入方法を指導します（図1）．

3）う蝕，歯周病等の歯の疾患の専門的予防処置

システム化した口腔ケア（口腔ケアシステム）では清掃できない部位の，専門

表1 摂食・嚥下リハビリテーションの訓練項目

基礎訓練（間接訓練）	摂食訓練（直接訓練）
1．口腔ケア 2．顔面のマッサージ 3．口唇，頬，舌の運動訓練 4．呼吸訓練 5．空咳・空嚥下の練習 6．言語療法 7．プッシング訓練 8．冷圧刺激 9．メンデルゾーン手技 10．嚥下パターン訓練 11．間歇的バルーン拡張法 12．ブラッシング等を通した手指リハビリテーション効果によるQOLの向上	1．体位の設定 2．嚥下の意識トレーニング 3．食事器材の検討 4．嚥下パターン訓練 5．食物形態の調整

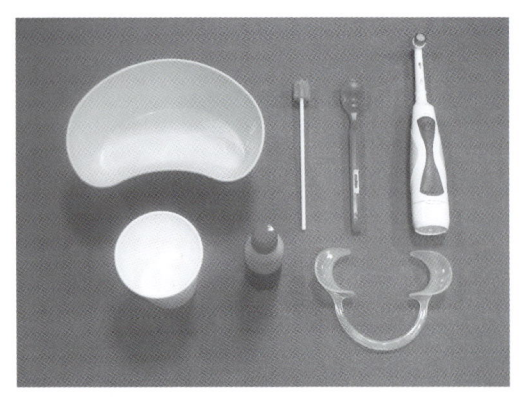

図1　口腔ケアに必要な器具の例

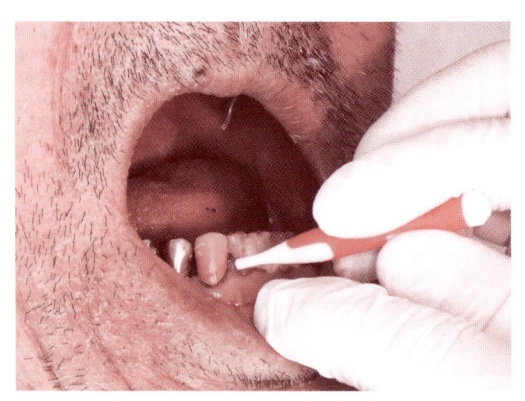

図2　歯間ブラシによる清掃

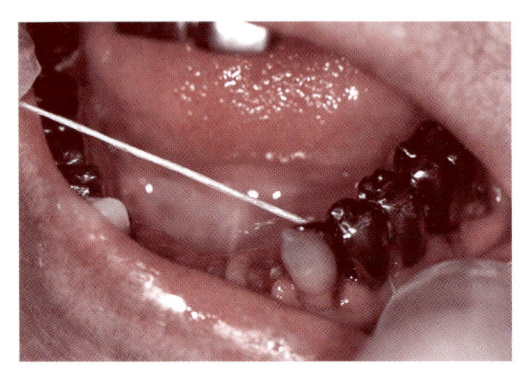

図3　デンタルフロスによる清掃

的歯面清掃を行います．歯間部に堆積した歯垢は，口腔ケアシステムではすべて除去することはできませんので，デンタルフロス（**図2**），歯間ブラシ（**図3**）による機械的清掃が効果的です．歯間部・楔状欠損（歯頸部の楔型の欠損）・ポンティック（ブリッジのダミーの歯）・残根部など細部に使用します．これは家族や介護者には難しく歯間部歯肉に損傷を与えてしまうので，歯科医師・歯科衛生士が行います．さらに，露出歯根や残根にフッ化物の塗布を行います．

フッ化物を歯に塗布することで，歯質を強化し酸に溶けにくくすることができるので，知覚過敏を防止し，根面う蝕の進行を防ぐことができます．たとえば，協力度が低かったり，場所の問題等により積極的な治療が困難な場合には，フッ化物の塗布は特に有効でしょう．

4）歯石除去やPMTC

口腔ケアシステム等の日々の口腔ケアでは，微生物のリザーバー（温床）である歯石の除去や粗造な歯面を十分に研磨できません．日々の口腔ケアで効果的に歯垢除去を行うためには，スケーリングおよびルートプレーニングは欠かせません（**図4，5**）．これらの処置は歯科医療行為にあたるため，歯科医師や歯科衛生士が行います．スケーリングおよびルートプレーニングによって，病原微生物のリザーバーを破壊し，微生物数を減少させるとともに口腔内微生物叢を正常化することができます．また，その際術後に

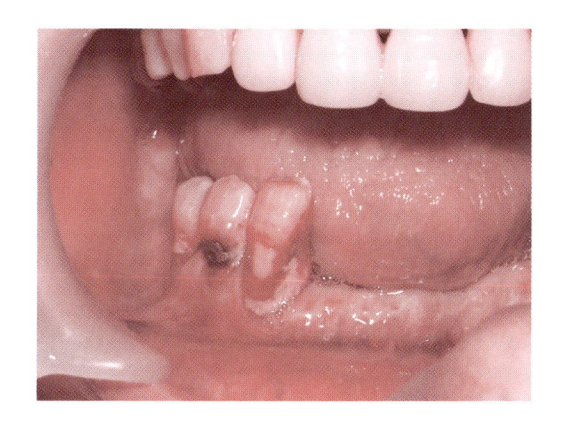

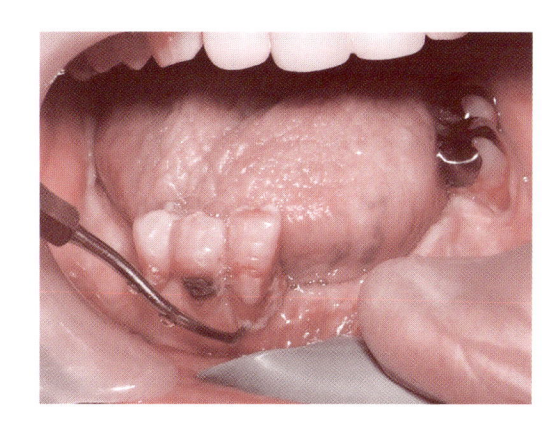

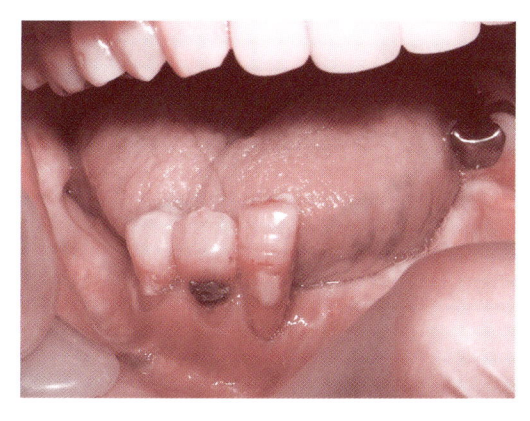

図4 歯石除去を行った症例
 ⌊3の露出根面に歯石と歯垢が付着していました．専用のキュレットを用いて根面を傷つけずに歯石と歯垢を除去しました．

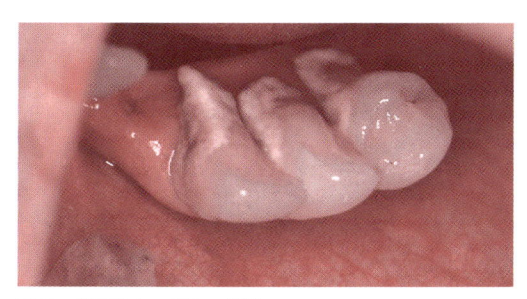

図5 歯石除去の前後の状態
 左：除去前，右：除去後

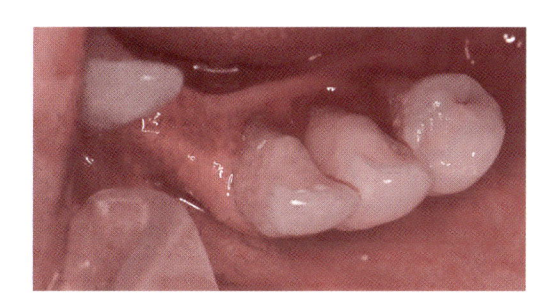

歯がしみる可能性があることを忘れずに伝えます．

　不潔な口腔や補綴物は，歯周炎やカンジダ性口内炎などの口腔内局所感染症を引き起こすだけでなく，易感染者である高齢者では誤嚥性肺炎等の呼吸器疾患を

誘発します．専門的な口腔清掃による口腔微生物のコントロールおよび咳嗽反射・嚥下反射の賦活により，誤嚥性肺炎など全身感染症の予防も期待できます．

PMTCとは，歯科医師，歯科衛生士が専用の器具を使用し，研磨剤やフッ素などの入っているペーストを併用して，歯面の歯垢や歯石などを機械的に徹底的に除去し，表面を研磨する方法です．PMTCは歯垢を除去し，再付着を防止するための有力な手段です．PMTCは，①歯垢を認知，評価し，②研磨用ペーストを用いて歯面を機械的に清掃および研磨し，③フッ化物を塗布するということが基本的手順となっています．

看護・介護の現場で，携帯用の歯科機器を導入して，歯科医師・歯科衛生士がそれを用いて歯面清掃，研磨を行うことで口腔内環境を整えることは，きわめて有効な口腔ケアの一つです．

5）義歯の清掃，研磨，管理方法の指導

要介護高齢者の義歯では，義歯の清掃性の低下やだ液分泌減少などの自浄性低下により，その表側には食物残渣が付着し，裏側には細かい食片や汚れが付着し，デンチャープラークが形成されていきます．家族・介護者が義歯の清掃をしている場合でも，大きな食物残渣は除去できますが，クラスプ・床下粘膜面・人工歯歯頸部・下顎前歯部舌側部などの歯垢や

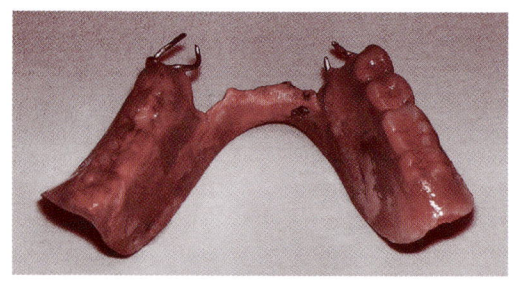

図6 歯石が付着した義歯
義歯の研磨など専門的な処置が必要です．

簡単に除去できない歯石は見逃されている場合が多くあります．また，義歯安定剤の使用やリベース（裏打ち），増歯など修理を繰り返した義歯は，適合が悪いだけでなくその粗造な表面がカンジダをはじめとする微生物繁殖のリザーバー（温床）にもなっています（図6）．要介護高齢者の義歯の46％に誤嚥性肺炎の起炎菌が検出され，さらに，義歯と咽頭の微生物叢は極めて高い割合で一致すると報告されています[5,6]．これは，義歯性口内炎のみならず，高齢者・要介護者にとって致命的な誤嚥性肺炎の原因にもなり得ます．歯垢が付着しにくい構造を作るためにも，表面の目にみえない細かい傷を取り除くように義歯の研磨を行いましょう．汚れた義歯を十分に研磨すると，その後の義歯装着感，管理面で感謝されるとともに，要介護高齢者やその介護者との信頼関係を築きやすくなります（図7）．

一方，義歯は食後ははずして洗浄し，

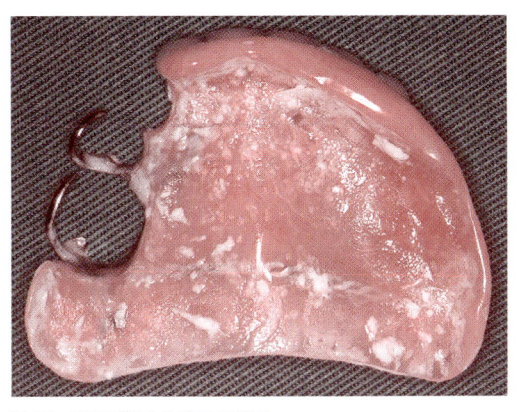

図7 義歯の汚れと洗浄の効果
　左：洗浄前，右：洗浄後

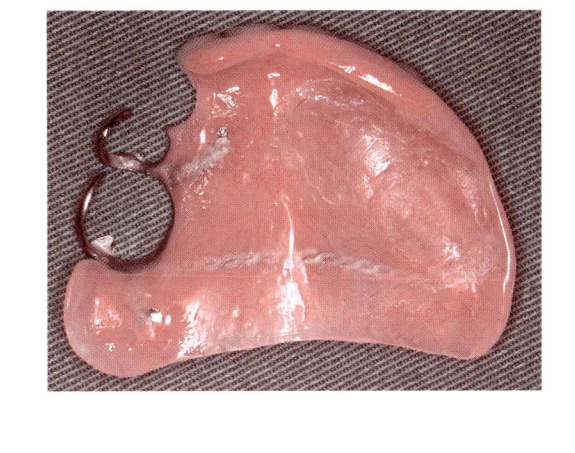

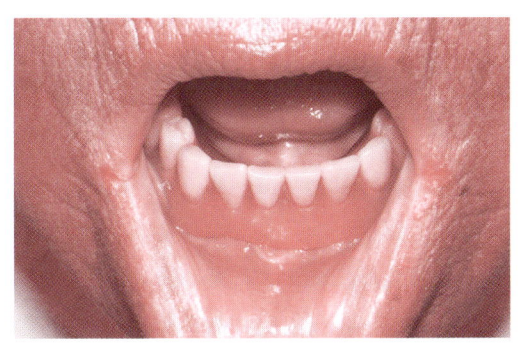

図8 義歯性の潰瘍

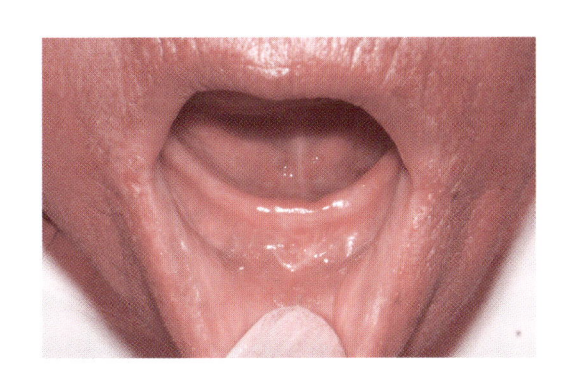

夜間は水または薬液に漬けておくのが理想とされていますが，義歯をはずそうとしない・清掃しないといった高齢者もいます．このような場合，義歯をはずす・清掃することの必要性を，本人または家族・介護者に理解してもらったうえで，専門的な清掃，取扱指導を行います．手術や検査などで，義歯を一時的に使用しない場合には，十分ブラッシングして歯垢を除去したあと，変形を防ぐために水中につけて保管し，義歯をなくさないよう注意します．必要に応じて新義歯製作を検討していきましょう．

6）義歯性潰瘍の処置

　義歯による継続的な粘膜面への圧迫や摩擦があると，その部分に循環障害や上皮の剝離を生じ，最終的には潰瘍が発生します（図8，9）．この機械的刺激による潰瘍形成に加えて，義歯の清掃を怠ると義歯の内面に歯垢が増殖し，そのなかのカンジダなどの刺激で義歯性潰瘍を生じます．これを予防するには，義歯に歯

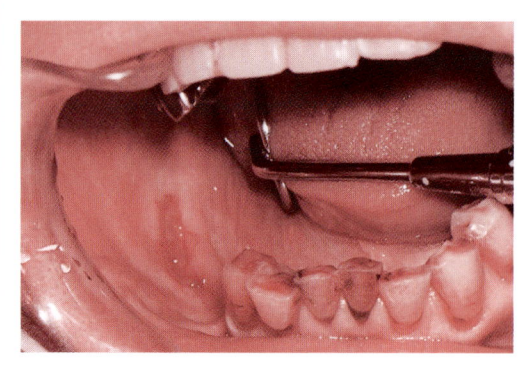

図9　部分床義歯による義歯性潰瘍

垢を付着させず清潔に保つことが大切です．義歯洗浄は，食後に流水下でブラシを用いて清掃すること，夜間等義歯をはずす時間を確保し義歯洗浄剤等も併用することが大切です．

義歯による褥瘡性潰瘍には，義歯の調整や研磨などの歯科の介入が必要です．粘膜の炎症や傷には，医師・歯科医師の指示のもとで，軟膏（粘膜にはデキサルチン軟膏，口唇皮膚にはテラコートリル軟膏など）を塗布しましょう．

7）口腔乾燥の防止

要介護高齢者では口腔乾燥症がしばしば認められ，日常生活の質（QOL）を大きく低下させるのみならず，局所や全身の感染症の誘因や摂食・嚥下障害の原因となっています．わが国では，75歳以上の高齢者の約60％に，口腔乾燥の訴えを認めるといわれています．

口腔乾燥症の治療には，原因となっている生活習慣や服用薬剤，全身状態，疾患などを把握して改善する原因療法と，口腔症状やその関連症状を緩和する口腔ケアなどの対症療法とがあります．本来は原因療法を中心に考えるべきですが，現実には原因療法である薬剤の中止やだ液腺機能の回復などを行える例は少ないので，対症療法が治療の主体となっています．特に，自分自身では口腔清掃が困難な寝たきりの高齢者などでは，介助者の口腔ケアに対する知識と技術が，口腔状態を左右します．

①原因療法

・薬剤の副作用を除去・軽減

降圧薬や利尿効果のある薬剤，向精神薬や抗うつ薬などだ液分泌抑制作用のある薬剤が口腔乾燥の原因として考えられる場合は，副作用の少ない薬剤への変更や服用量を減量します（図10）．

・だ液分泌を促進する薬剤の使用

シェーグレン症候群や放射線障害の口腔乾燥症に適応のある薬剤（商品名；サリグレン，エボザック）の使用を試みます．発汗や胃腸障害の副作用があるため，投与量や投与間隔には注意しましょう．

・口腔機能障害に対する治療，リハビリテーション

口腔機能低下の可能性がある患者では，だ液分泌を促すようなリハビリテーションや口腔機能訓練を行います（図11）．すなわち，顎下腺や耳下腺などに

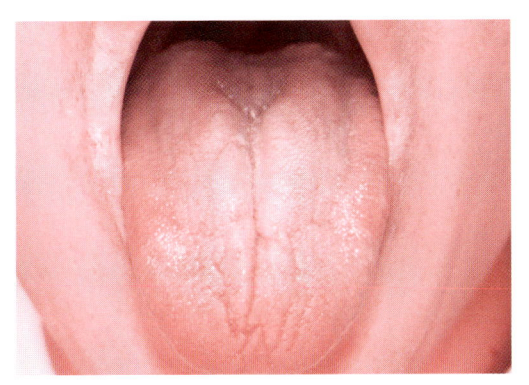

図10　60歳女性，降圧薬を服用中の口腔乾燥の所見
　舌背表面にほとんどだ液を認めません．

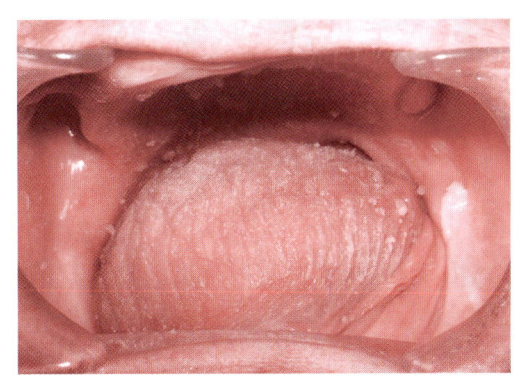

図11　90歳女性，口腔機能障害で口腔乾燥の所見
　舌が機能していないためか，口蓋や舌に痂皮様の付着物を認めます．

対するマッサージや舌体操，口腔体操などは，だ液腺に対する物理的刺激によるだ液分泌改善が期待できます．歯科医師・歯科衛生士は専門的口腔ケアの一環として，粘膜の保湿による正常な咀嚼嚥下機能の発現促進を行います．口腔機能障害の原因が義歯不適合や義歯不使用の場合は，歯科治療や指導により義歯を装着できるようにすることも検討してください．

・水分補給

　看護師や介護者は，食事や排泄など一般的な介護に追われ，なかなか口腔内の精査まで行えないこともあります．全身的には脱水の有無を確認し，脱水や発汗などによる急性の口腔乾燥あるいはだ液分泌低下と考えられる場合は，水分補給が有効です．

・生活習慣や体質の改善

　口腔乾燥症は，生活習慣や生活環境，ストレス，末梢の血液循環状態なども大きく関連しますから，全身症状や体質についての判断も考慮しながら，生活指導，漢方治療なども含めた治療を行います．過度のアルコール飲用，過度の喫煙も口腔乾燥症の原因になります．

②対症療法

　対症療法としては，口腔乾燥の自覚症状やだ液のネバネバ感，分泌低下による口腔内の違和感，舌痛症や口腔粘膜の疼痛，義歯の不適合や疼痛，義歯性潰瘍の頻発，アフタ性口内炎や粘膜潰瘍，咀嚼障害，嚥下障害，味覚障害，構音障害などの症状を軽減して，生活の質を高めます．

・口腔粘膜の保湿

　口腔乾燥による舌や口腔粘膜の痛みがある場合には，粘膜の保湿が必要で，保湿剤を含有したオーラルバランスなどを

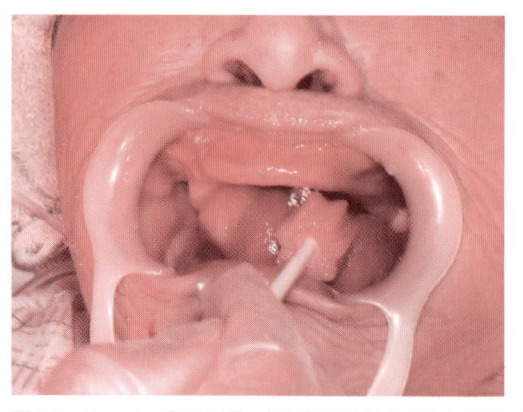

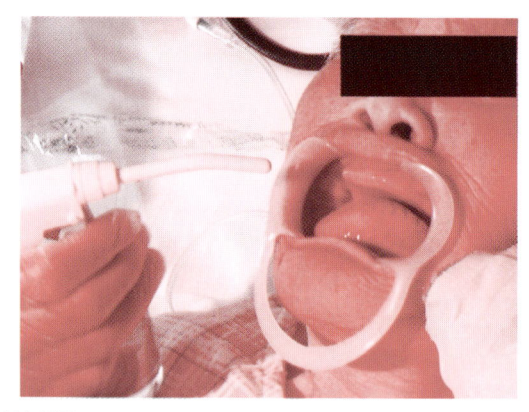

図12　オーラルバランス等の保湿剤を用いて口腔ケアを行っているところ
　口腔ケアスポンジにゼリー状の保湿剤を塗り口腔内に満遍なく広げたり，液状の保湿剤をスプレーしたりして，口腔粘膜を湿潤させます．

用いて，粘膜の保湿を行います（図12）．

・人工だ液

　重度の口腔乾燥やだ液量が少ない場合は人工だ液（サリベート）を用います．

・口呼吸への対応

　口呼吸による口腔乾燥症では，口呼吸の原因を精査し，耳鼻科受診などを通じて鼻呼吸を行うようにしましょう．口を閉じるための口腔リハビリテーションや義歯使用を試みますが，口唇閉鎖ができない場合には，マスクを用います．

・歯科受診

　義歯の適切な使用はだ液腺への刺激を促すことが知られています．口腔乾燥症の患者さんが義歯不適合や義歯不使用の場合，それ自体が口腔乾燥症の原因の一つになりえますので，歯科治療や指導により義歯を装着できるようにすることが重要です．

8）口腔出血管理

　高齢社会のなかで，血小板減少症や肝機能障害患者など出血傾向を持つ患者さんは増加しており，加えて，脳梗塞，虚血性心疾患などの患者さんでは，ワーファリンなどの抗凝固薬，抗血小板薬を日常的に服用している患者さんが多くなっています（図13）．

　このような患者さんでは口腔ケア時に口腔出血を示すことが多く，既往歴を参照して，より丁寧な口腔ケアを行いましょう．口腔ケア時，背景に上記疾患や服薬状況がある場合は，歯肉をなるべく傷つけないよう軟毛の歯ブラシを使用する，歯面のみを清掃する，などの対応が必要です．ただし，軽度な出血はあまり気にする必要はなく，適切な口腔ケアを行いましょう．出血が多い場合は，専門

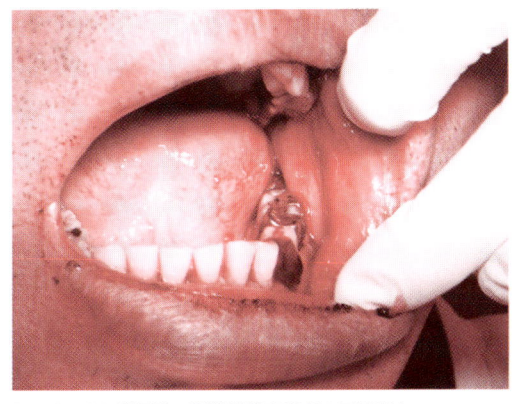

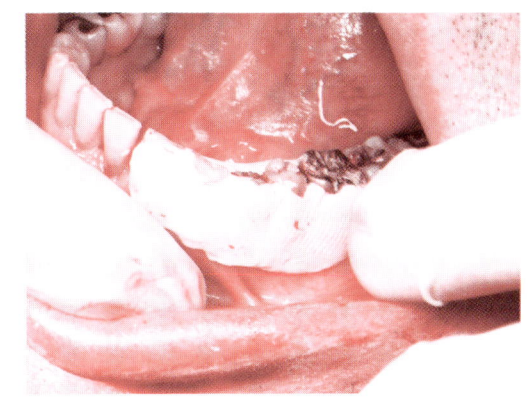

図 13　63 歳男性．肝機能障害患者の口腔出血
　血餅形成が悪く，持続性の出血を認めます．右の写真はパックで止血したところです．

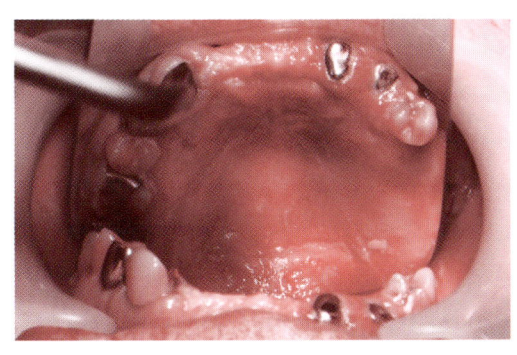

図 14　79 歳女性．放射線性口内炎の所見（ミラー観）
　口蓋に潰瘍や炎症が認められます．

的口腔ケアの一環として歯肉パックや縫合処置を行うこともあります．

9）周術期の口腔管理

　平成 24 年度の診療報酬改定で，周術期の口腔管理が評価され，手術前後に歯科医師が包括的な口腔機能の管理を行った場合に，「周術期口腔機能管理計画策定料」と「周術期口腔機能管理料」が算定できるようになりました．周術期口腔機能管理を必要とする手術は，全身麻酔下で実施される，頭頸部領域，呼吸器領域，消化器領域等の悪性腫瘍の手術，臓器移植手術または心臓血管外科手術等とされています．これらの患者さんの術前術後の口腔管理を歯科医師が，そして専門的口腔衛生処置を歯科衛生士が行います．

10）がん治療に関連する口内炎の感染予防と症状緩和

　がんに対する放射線治療や化学療法を行っている患者さんは増加しています．こうした患者さんでは，口内炎がしばしばみられます（図 14）．特に，外来通院で抗がん剤治療を受ける方が増えている

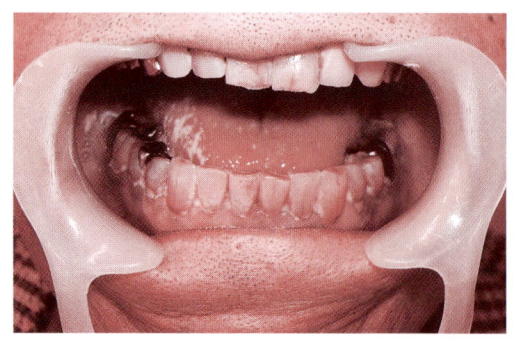

図15 66歳男性．カンジダ性口内炎の所見
舌側縁に白色の付着物を認めます．

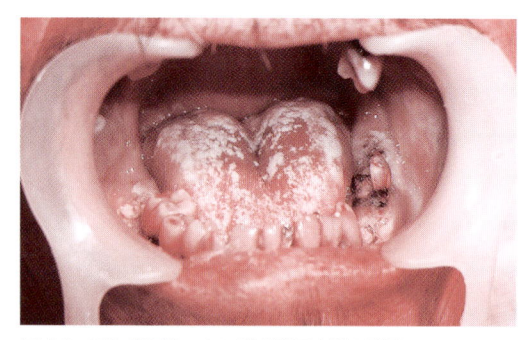

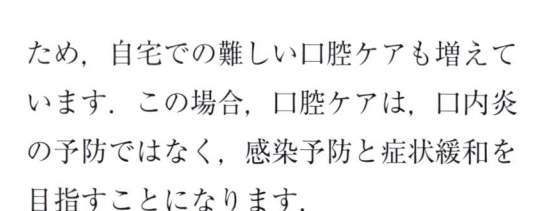

図16 70歳男性．カンジダ性口内炎の所見
舌背に白色の付着物を認め，細菌検査でカンジダ・アルビカンスが検出されました．

ため，自宅での難しい口腔ケアも増えています．この場合，口腔ケアは，口内炎の予防ではなく，感染予防と症状緩和を目指すことになります．

11）口腔カンジダ症・口腔内潰瘍等の口腔粘膜疾患の適切な予防処置

免疫機能やだ液分泌機能の低下により，口腔微生物叢と宿主の間に成立している均衡関係が破綻すると，通常は無害であるはずの常在微生物が増え，日和見感染症を生じることがあります．加齢もその要因の一つで，日和見感染症の代表微生物であるカンジダも増殖します．カンジダ性口内炎はドライマウスの患者さんや義歯装着者に多くみられ，口腔粘膜に白斑の形成がみられます．

カンジダ性口内炎は，高齢者・要介護者によくみられる疾患ですが，多忙な看護師や介護者は，なかなか口腔内の炎症までみつけにくいものです．口腔内に白斑があり，ガーゼでぬぐいとれる場合は，カンジダ性口内炎と考えてよいでしょう（図15, 16）．かかりつけ歯科医や医科主治医に相談して，ミコナゾールゲル（フロリードゲル）等を処方してもらいます．

12）舌苔の清掃を通した口臭予防

口臭の90％が口腔内で発生するとされ，歯周病や舌の汚染がそのおもな原因です．口臭のおもな臭気成分は，食物残渣・剥離した口腔粘膜上皮・歯垢などに含まれるタンパク成分を口腔内微生物が代謝する過程で生じる揮発性硫黄化合物で，口臭予防には口腔ケアが大切で，特に軟毛歯ブラシを用いた舌の清掃が効果的です（図17）．口臭をなくすことや身だしなみに気を配る意識を保つことで対人関係の改善も目指します．

13）痂皮の除去

口腔乾燥症をもつ要介護高齢者では，

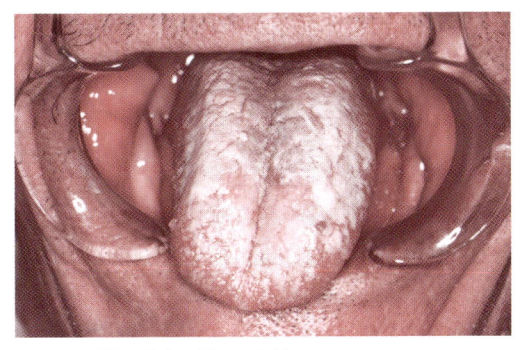

図17 舌苔の除去を行った症例
初診時（左）と4週間後の所見（右）．

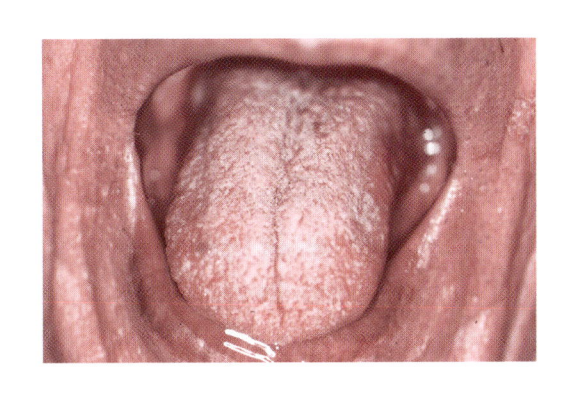

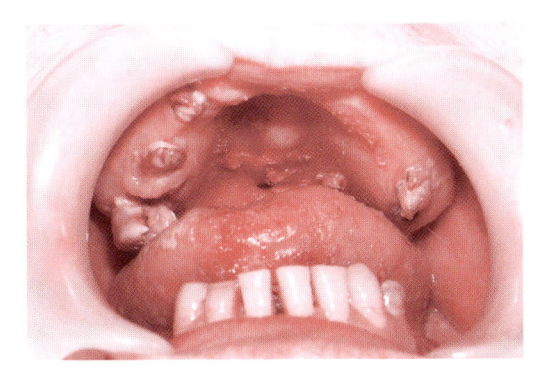

図18 痂皮のある患者さんの口蓋

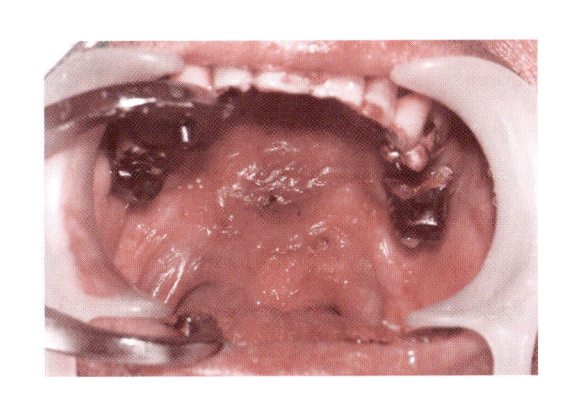

乾燥した口腔粘膜上皮がだ液や細菌と混じり合い堆積することで痂皮が形成がされたりします（図18）．特に，胃瘻，経鼻栄養などの経管栄養管理下では，口腔から食物を摂取しないので口蓋と舌が擦れ合わないために，口蓋剥離上皮が剥離することなく痂皮状に口蓋や舌に貼りつくことがしばしば起こります．これは痰と間違いやすいのですが，経口摂食や粘膜の保湿を行うことにより消失することがしばしばあります．これを無理に剝がすと出血することが多いので，それを心配するあまり十分な口腔ケアが行われずに，日々の口腔ケアでは放置されることがあり，専門的口腔ケアが必要とされます．

経鼻栄養や胃瘻により経口摂取がなくなると「経口摂取していないので口腔内は汚れない」と考えられ，口腔管理がおろそかになることがあります．しかし，経口摂取をしていないと，舌が廃用症候群を生じ運動機能が衰え，その体積も減少するため，口蓋と舌が擦れ合うことがなく，生理的な代謝によって剝離した口

蓋粘膜や舌粘膜が剥がれることなく痂皮状に口蓋や舌に堆積することがしばしば起こります．この対策として，経管栄養の方でも舌運動訓練を行い，舌に酸味や甘味などの味覚を呼びさますものを毎食事1～2回滴下するような工夫が大切です．

14）口腔機能の向上

脳への刺激，廃用症候群の予防や口腔機能の向上をもたらす口腔体操，口唇，舌，頰，咽頭のマッサージを行い，咬合・咀嚼・嚥下の円滑化を促します．その結果，経口摂取を可能とし，脱水や低栄養，および窒息による死亡事故を予防します．口唇，舌，軟口蓋のリハビリテーションによって発音・構音機能を維持し，発声をスムーズにさせることによるコミュニケーションの回復，さらに舌や口蓋の適切な清掃を行うことより味覚減退の予防を行い，QOLの向上を目指します．

5 専門的口腔ケアの効果[1]

専門的口腔ケアの効果としては，以下の点があげられます．

① 歯垢の組成を正常化し，病原性の細菌を減少させ，口腔細菌の再繁殖を遅延させる．
② 病原性の細菌の温床を除去し，日々の口腔ケアシステムで完全に歯垢を除去できる口腔環境をつくる．
③ 歯の再石灰化を促進する．
④ 歯ぐきの炎症を治し，口臭を減少させ，唾液分泌を促し，要介護高齢者のQOLを向上させる．
⑤ 要介護者や看護師や介護者の口腔ケアへのモチベーション効果を期待する．

文 献

1）角　保徳：歯科医師・歯科衛生士のための専門的な口腔ケア～超高齢社会で求められる全身と口腔への視点・知識～．医歯薬出版，東京，2012．
2）日本歯科医師会在宅歯科保健医療ガイドライン作成委員会編：在宅歯科保健医療ガイドライン．2001．
3）日本歯科衛生士会編：歯科衛生士が行う要介護者への専門的口腔ケアガイドライン．1999．
4）角　保徳：要介護高齢者に役立つ口腔ケア用品．日本歯科医師会雑誌，62：409-420，2009．
5）Sumi Y, Miura H, Sunakawa M, Michiwaki Y, Sakagami N：Colonization of denture plaque by respiratory pathogens in dependent elderly. Gerodontology, 19：25-29, 2002.
6）Sumi Y, Kagami H, Ohtsuka Y, Kakinoki Y, Haruguchi Y, Miyamoto H：High correlation between the bacterial species in denture plaque and pharyngeal microflora. Gerodontology, 20：84-87, 2003.

●コラム——国立病院機構口腔ケアマニュアルにおける"口腔ケアシステム"の導入

　さまざまな口腔局所および全身性疾患に口腔細菌が関与することが報告され，その予防に口腔ケアが重要なことが示されて以来，病院でも積極的に口腔ケアが取り入れられています．しかし，看護教育において口腔ケアが十分取り上げられてこなかったことや，全国で約9000ある病院のうち，歯科のある病院は約1100に過ぎないことより，すべての病院において口腔ケアが十分に導入され，定着しているとはいいがたいのが現状でしょう．

　そこで，国立病院機構病院から口腔ケアの過疎病院をなくすことを目標に，効果的で簡便な標準的口腔ケアマニュアルの開発・導入を行うため，全国の国立病院機構および国立高度医療センター病院39施設の歯科医師，看護師，歯科衛生士で国立病院機構口腔ケア共同研究班を結成し，多施設共同研究を行いました．まず，病院において口腔ケアの導入・定着が進まない原因を調べるため，39施設の看護師を対象に口腔ケアの実態調査を行いました．調査はアンケート形式で，3988枚（回収率80.8%）を回収しています．その結果，約99%の看護師が口腔ケアは重要であると考えていました．ただ，「口腔ケアが大変重要」と答えた看護師の割合は，脳血管障害の患者さんが対象の場合では約70%であるのに対して，小児では約20%と，対象により認識のずれがあることがわかりました．1回の口腔ケアに費やす時間は5分未満が59.6%で全体の約2/3を占め，日々の業務に追われ，口腔ケアに十分な時間を割くことが困難であることがうかがえました．また，口腔ケアを行ううえで何が不安であるかということを尋ねると，「口腔ケアの目標設定が不明確」や「口腔ケアの知識がない」が多く，日々の口腔ケアの評価も看護師によりまちまちでした．

　この結果より，病院で口腔ケアを定着させるには，①短時間で簡便かつ安全にできる，②入院中のすべての患者さんに対応できる，③個々の患者さんに対する口腔ケアの方法を自分自身で判断できる，④口腔ケアの評価が統一されている，⑤自分自身で初期対応の方法を導入できる，が重要だと考えられました．そこで，国立病院機構口腔ケア共同研究班では，病院でおもに看護師が使用することを念頭に最低限の質を担保し，患者さんに適した口腔ケア法を自分自身で選択でき，また統一した方法で口腔ケアを評価し，結果をフィードバックして自分で問題点を解決できることを目的とした「標準的口腔ケアマニュアル」の作成を開始したのです．まず，病院における口腔ケアの対象者はさまざまであるため，最低限の個別化が必要でした．そこで対象者別に「ADL低下患者用」，「重症心身障害者用」，「がん治療患者用」，「人工呼吸器装着患者用」，「小児患児用」の5分野に個別化したマニュアルを作成しました．マニュアルの構成は，①マニュアルの使用法，②基本的口腔ケア法，③口腔ケア上の注意，④口腔ケア法の選択，⑤口腔ケア上の問題点とその対処法および口腔ケアの統一した

評価を行うため，観察項目とその評点，評価票より構成しました．筆者らは，このマニュアル中の②基本的口腔ケア法に「口腔ケアシステム」を採用しています．もちろん，うがいができない患者さんも多いので，それを省略し，吸引器付電動歯ブラシの使用を推奨し，保湿剤の使用も明記しています．しかし，手順や1日1回，5分で行う「口腔ケアシステム」のコンセプトは活かしています．アンケート結果より，ケア時間を多く取れない現状やケア方法がよくわからないという声が多かったことからも，「口腔ケアシステム」は病院で看護師が行う日々の口腔ケア法に最適であると考えています．また，「口腔ケアシステム」には多くのエビデンスがあり，EBMを重視し，無駄を省く意味からも最適な方法であると考えられます．

　また，対象患者別標準的口腔ケアマニュアルの評価を行うため，国立病院機構および国立高度医療センター病院37施設で本マニュアルを3カ月間使用し，その前後に看護師を対象にアンケート調査を行い作成目標が達成できているか検証しました．ADL低下患者用マニュアルは20施設，重症心身障害児（者）用マニュアルは11施設，がん治療患者用マニュアルは10施設，人工呼吸器装着患者用マニュアルは6施設，小児患児用マニュアルは1施設で使用，アンケートは5分野合計で1476名から回収されました．本マニュアルの使用感について，「よい」と回答した看護師は「悪い」と回答した看護師より明らかに多くみられました．また，使用感がよいと回答した理由は，「口の中をよくみるようになった」や「口腔ケアの手順や方法がわかりやすい」が多く，このマニュアル作成目標である毎日患者さんの口腔を観察させることと口腔ケアの手順を分かりやすくすることについて一定の評価が得られたものと考えています．また，予想していなかった感想として「新人教育に使用できる」，「家族の使用にも使える」などの意見がありました．ただし，「仕事量が多い」，「評価項目が多い」などの意見もあったため，これらの意見を反映し，さらなる効率化や口腔ケアの教育システムの確立が急がれると考えています．

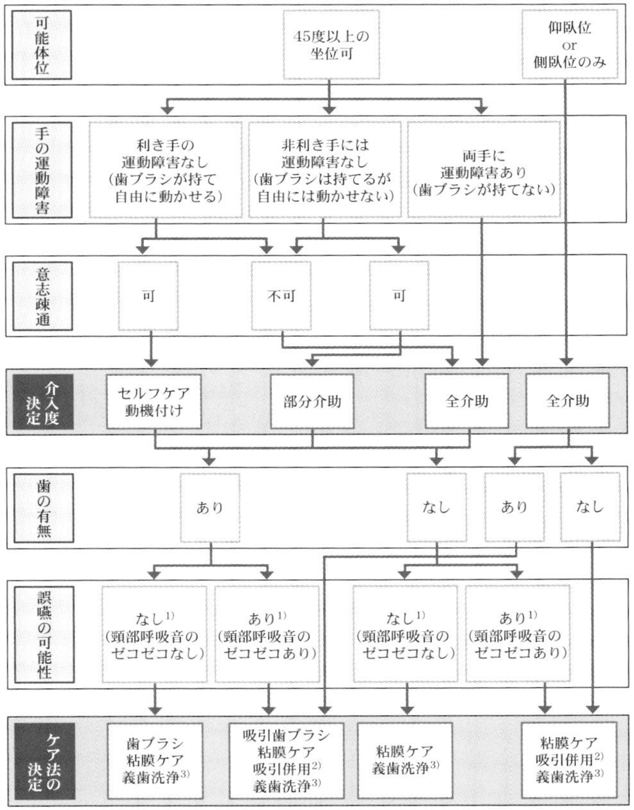

図 1 ケア法の選択
NHO ネットワーク共同研究 多施設共同研究分野
「口腔ケアの導入と標準化に関する研究」
〈ADL 低下患者（脳血管障害患者，神経難病患者）用標準的口腔ケアマニュアルより〉

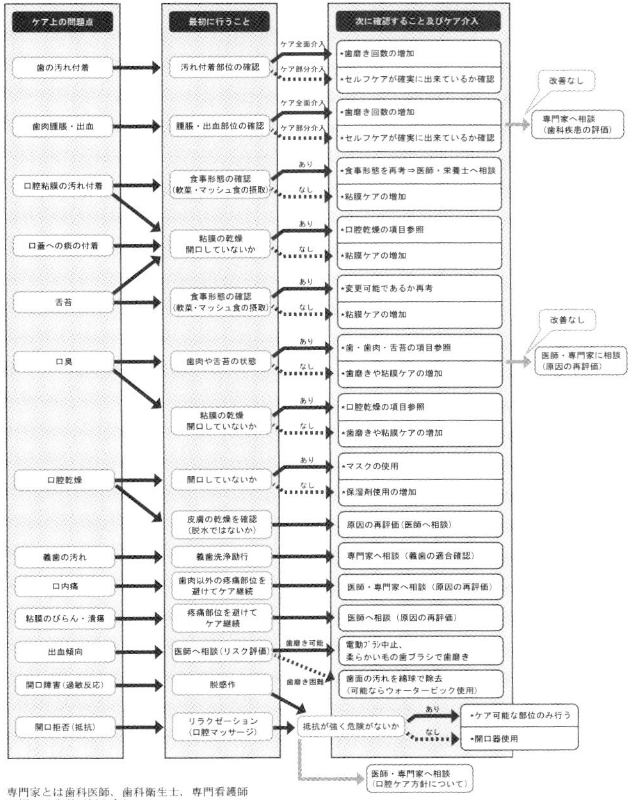

図 2 ケア上の問題点とその対処法
NHO ネットワーク共同研究 多施設共同研究分野
「口腔ケアの導入と標準化に関する研究」
〈ADL 低下患者（脳血管障害患者，神経難病患者）用標準的口腔ケアマニュアルより〉

●コラム──口腔ケアを含めた退院（在宅）支援への取り組み

　高齢化が進むなか，施設入所などの介護サービスを十分に受けることができない，いわゆる「介護難民」と呼ばれる高齢者が，2014年には200万人にも及ぶといわれています．そのような状況で，病院で急性期の治療が終わった患者さんは，自宅に退院しなければなりません．さらに医療経済的問題により，急性期病院の在院日数が短縮していることから医療依存度が高いまま退院する患者さんが多くなってきています．いざ退院となっても，治療やリハビリテーションが必要な障害を抱えた状態であったりすると，患者さんとその家族がもとの生活にそのまま戻ることは難しいでしょう．退院後の生活がイメージできずに，退院に踏み切れない患者さんも多いと思われます．このような問題を少しでも解消するように退院後の生活およびケアプランを入院中の病院と退院後の主治医や看護師，リハビリテーション担当者，メディカルソーシャルワーカー，ケアマネジャー，管理栄養士，薬剤師などといった専門職種と本人，家族が相談しながら，退院後の生活をイメージしたうえで自宅退院の決定ができるよう，また安心して在宅生活に戻れるように支援することが退院（在宅）支援です．

　実際の退院（在宅）支援は，入院したときから始まります．まず予想される退院時の医療依存度や障害の程度，介護者の有無，自宅の状況などから支援が必要な人をスクリーニングして，入院中に自宅に退院するために必要な情報を，多角的かつ継続的にアセスメントしていきます．そして退院（在宅）支援の必要性を患者，家族と共有し，動機づけを行っていきます．その際重要なことは，一人ひとりの患者さんの退院後の生活をイメージすることです．患者さんが病気や今回の入院についてどう捉えているか，医療にどのような期待をしているか，医師のめざす状態と認識のずれはないかを把握します．そして，適宜本人家族を含め，関連の多職種で情報を共有し，必要であればカンファレンス等を行い調整していきます．さらに，病気・病態を患者が理解し，受容していくための支援（受容支援）と，自宅でできる医療・看護の方法を患者さん・家族と一緒に考え，自立をめざす支援（自立支援）を多専門職種からなるチームで行っていきます．そして介護保険などの社会資源や，インフォーマルサービスも含めて，在宅療養の環境を整えていきます．

　退院時には病院のメディカルソーシャルワーカーと地域のケアマネジャーが中心となって退院（在宅）支援をマネジメントし，地域にある医療，介護資源を適切に組み合わせて，在宅療養を支援します．ケアマネジャーは退院後も継続的にモニタリングしながら，医療，介護，生活，経済面などの状況を考慮し，その他関連の医療，介護職種からの情報も適宜収集しながら，利用者の生活を支援します．しかし，地域における関連の医療，介護職のなかには歯科専門職はほとんどいないことから，口腔へのかかわりは，入院中よりもかなり希薄になってしまい，ときには退院してから数カ月

義歯を外していないとか，歯を磨いていないといった事例もしばしば経験します（図1，2）．利用者とその家族は病気の治療や生活するのに精一杯で，とても口にまで手が回らないのは理解できますが，退院後も口腔ケアを継続しなければならないのは，日本の高齢者の肺炎による死亡率が脳卒中を超え第3位になったことからも明らかであり，今後在宅支援において退院後の口腔ケアの継続については，戦略的に支援していかなければなりません．誤嚥性肺炎で入院して，病院では看護師による肺炎予防のための口腔ケアが十分に行われていたのに，退院後はまったく行われなくなっては，すぐに誤嚥性肺炎を発症し，再入院という事態にもなりかねません．

　口腔ケアに関して退院後の支援が必要となる可能性があれば，入院中からその必要性を患者さん，家族に説明していくことが大切です（図3，4）．それには，患者さんの全身と口腔の状態，口腔ケアの効果，それが十分に行われなくなったときに生じるリスクについて説明し，また，退院後に受けられる口腔への支援に関する情報を収集し，調整していきます．そのなかには，訪問看護師による口腔ケアや，歯科訪問診療による専門的口腔ケアも含まれます．しかし，もっとも大切なことは，本人および家

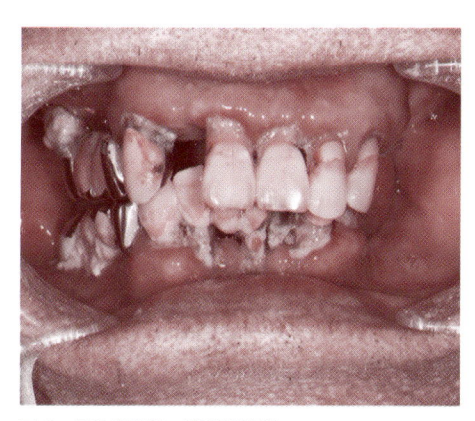

図1　78歳男性，誤嚥性肺炎
　　　他院退院後，在宅療養．

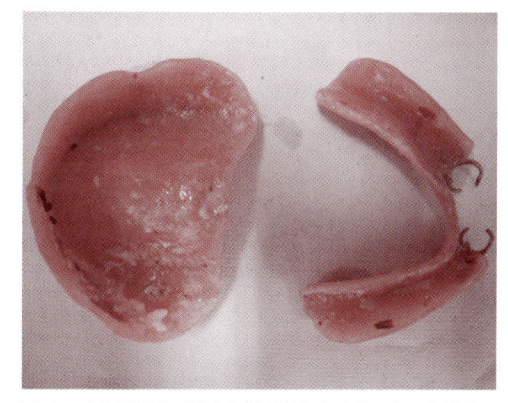

図2　在宅療養中口腔内に装着されたままであった義歯

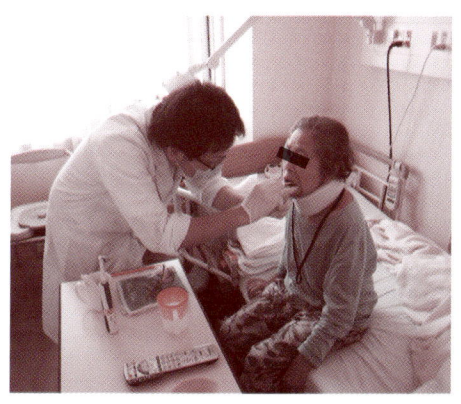

図3　入院中の口腔ケアと口腔清掃指導1

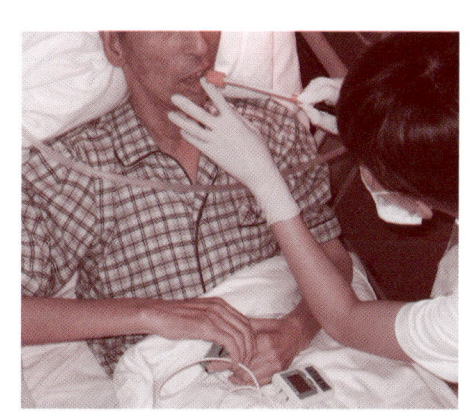

図4　入院中の口腔ケアと口腔清掃指導2

族の口腔ケアに対する認識を高め，ご自身やご家族の手による口腔ケアを基本とすることです．そして，口腔ケアが退院後の生活を維持するための重要なケアと位置づけることも大切です．入院中から歯科専門職種と連携がはかれるようであれば，より詳細な口腔に関する情報が得られるとともに，口腔ケアに関する動機づけも強く行えるでしょう．それができなくても，退院時にかかりつけ歯科医や自宅の近くで継続的に退院後の口腔管理を行ってもらえる歯科医院に紹介し，入院中の口腔の状態と全身の状況に関して情報提供し，退院後の患者の口腔管理を依頼します．現状では，多くの歯科医師は要介護者の口腔管理を行うことに慣れておらず，紹介しても問題が生じたときのみの対応になってしまうことが多いようですが，患者さんとその家族の口腔ケアに関する動機づけがなされていれば，患者さんの希望により専門的な口腔管理も継続できると考えます．

　退院時のケアプランのなかに口腔ケアが入っていても，看護師や介護士が訪問する回数は少なく，口腔ケアに割ける時間も少ないことから，入院しているときほどの手厚いケアを受けることはできないと思います．限られた介護資源のなかで，在宅療養者の口腔の状況を維持，改善するには，歯科専門職種と連携し，適宜専門的な口腔管理を行っていくことが必要と考えます．歯科衛生士による専門的口腔ケアが行われ，口腔内環境を適宜整えることができれば，看護師，介護士の口腔ケアの効果を上げ，負担を減らし，誤嚥性肺炎など口腔に関連したトラブルを少なくできます．もし，それでも口腔内の状態を維持できないのであれば，抜歯や補綴物の除去，修正などを歯科医師が行い，さらに口腔ケアが行いやすく，効果が上がる環境を利用者，家族，関連の医療，介護職と協議し，整えていく必要があります．

　今後，退院（在宅）支援の中で口腔ケアを充実させていくためには，医療と介護，医科と歯科，病院と診療所の連携を密にして，本人や家族，地域の医療・介護職に対して，口腔に関する情報提供を行い，地域において歯科専門職を含め，口腔ケアに関して的確な対応が可能な人材の育成と歯科訪問診療との連携を整備し，口腔ケアに対する社会的コンセンサスの確立を目指していく必要があるでしょう（図5, 6）．

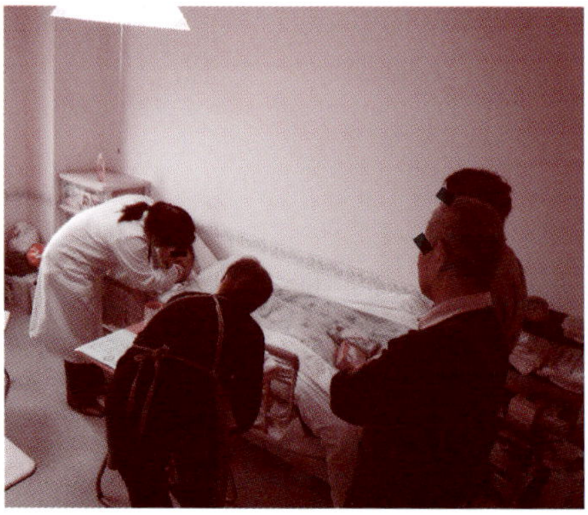

図5　退院後，在宅での関連職種による口腔管理に関するカンファレンス

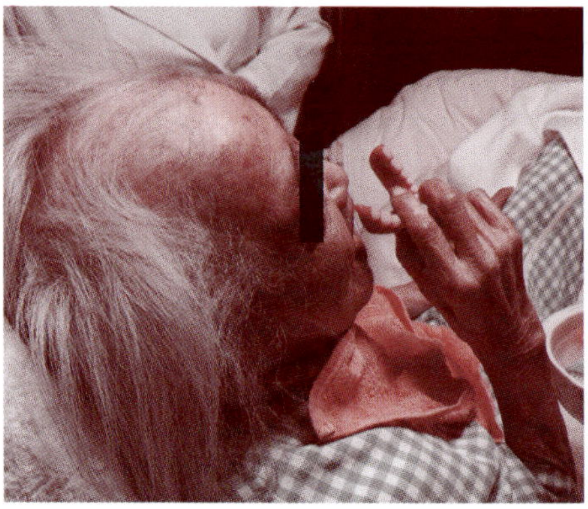

図6　退院後，自宅での患者さん自身による義歯の着脱

●コラム──インプラントと要介護高齢者の口腔について

　歯科用インプラント（以下，インプラント．図1）は優れた補綴物ではありますが，治療後，普通の歯を治療したときよりも定期的に歯科医院に通院する必要があります．これはインプラントが，通常の歯よりも顎骨の深部に植立されることから，感染を起こした場合，顎骨骨髄炎など重篤な感染症になる可能性が高いためです．

　通常自分の歯が歯周炎などにより抜歯されると，歯槽骨と呼ばれる歯が植立している部分の骨がなくなります．歯の周囲の組織（歯肉，歯根膜，歯槽骨）は感染防御機構があり，また感染が深部に及ばない構造になっていますが，その下の顎骨は手足の骨と同様，内部に骨髄腔を有しており，再生能は高いものの，感染を生じると骨髄腔内を伝って広範囲に感染が拡大し，難治性になるというリスクを有しています．また，細菌が多数存在している口腔という「体外」から，本来無菌である顎骨という体内を貫いているため，口腔内の細菌はインプラントの周囲を伝って体内に侵入しやすい状態になっています．通常の歯も体外と体内を貫いていますが，歯と歯肉は弱いながらも結合し，口腔内細菌が歯の表面を伝って顎骨内に侵入するのを防いでいます．また，歯の周囲には歯根膜という組織があり，これもまた細菌の顎骨への侵入を防ぐ一つの防御機構としての役割を担っています．しかし，インプラントは歯肉と結合せず，歯根膜もないため，通常の歯よりも顎骨内への細菌の侵入を許しやすい環境にあります．

　さらにインプラントは顎骨が吸収したあとに植立されるため，吸収した骨の部分を歯の頭の部分で補わなければならず，どうしても頭の部分が大きくなり，また，インプラントが骨に入り込むところが深い位置になります（図2）．つまり歯ブラシが届きにくく，複数のインプラントをつないだ場合は，頭の構造も複雑になることから，さらに清掃を入念に行う必要があるのです．

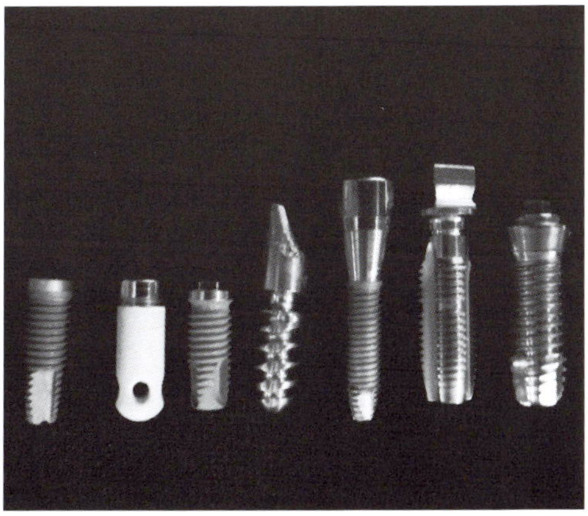

　また通常の歯は根の周囲には上述の歯根膜があり，これを介して顎骨と結合しています．この歯根膜は歯に強い力がかかったときにはその力を緩衝し，顎骨に強い力が直接かからないようにする役割を担っています．しかし，インプラントの根の部分には，この歯根膜がなく，直接骨と結合していることから，歯に強い力がかかったときに，その力が緩衝されず直接骨に伝わるため，骨とインプラントの間に炎症が生じやすくなります．そこに細菌が侵入することで感染が生じて

図1　さまざまな種類のインプラント

骨の吸収が急速に進み，インプラントを支える骨が少なくなっていくのです．歯は経時的に摩耗し，噛みあわせは変化していきますので，インプラントを入れたあとは，噛みあわせの調整を適宜行い，インプラントにかかる力を定期的に調整していく必要があります．インプラントを埋入するメリットはもちろんありますが，このようにインプラントは通常の歯よりも日常的なケアを十分に行い，定期的な専門職による治療とケアを受ける必要があるのです．

　もし，インプラントの治療を受けた方が寝たきりになったらどうなるでしょうか．もちろんかかりつけの歯科医院に通院することはできず，インプラントに対する専門的治療やケアは受けにくくなります．またこれまで行ってきたセルフケアも十分にできなくなる可能性があります．まして介護者による口腔ケアを受けるようになった場合はどうなるでしょうか．インプラントについて十分な知識がある介護者であれば問題は少ないかもしれませんが，介護者が要介護者の口の中にインプラントが入っていることに気づかないこともありえます．十分なケアが行われなければ，前述のように感染を起こしてしまうことでしょう（図3）．痛みや腫脹が発現してから歯科訪問診療を受けたとしても，在宅等の設備が十分でない場所でインプラントを除去し，顎骨内の骨髄腔にまで及んだ感染を取り除くのは至難の業となります．設備の整った病院歯科であっても，全身状態によっては，かなりリスクの高い手術となります．また，現在病院歯科は不採算ということから次々に閉鎖されており[1]，インプラントが除去できずその感染による痛みや腫脹を繰り返すケースも今後でてくるものと思われます．

　インプラントは優れた補綴物ではありますが，このようにならないために，治療を行ったあとに循環器や呼吸器が悪くなったり，糖尿病や認知症になったりしたときには，ただちにインプラント治療を受けた主治医を受診し，今後通院が困難になる可能性があること，セルフケアが十分できなくなる可能性があることを想定し，対応を十分に協議しておく必要があるでしょう．

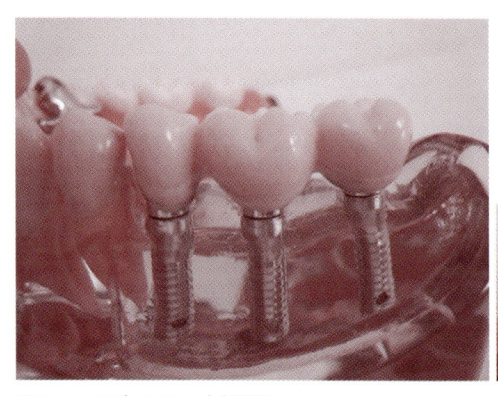

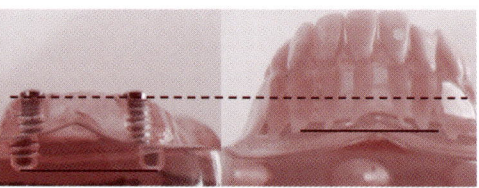

図2　インプラントと上部構造
　インプラントは歯槽骨が失われた顎骨に埋入されるため，通常の歯より深い位置となります．

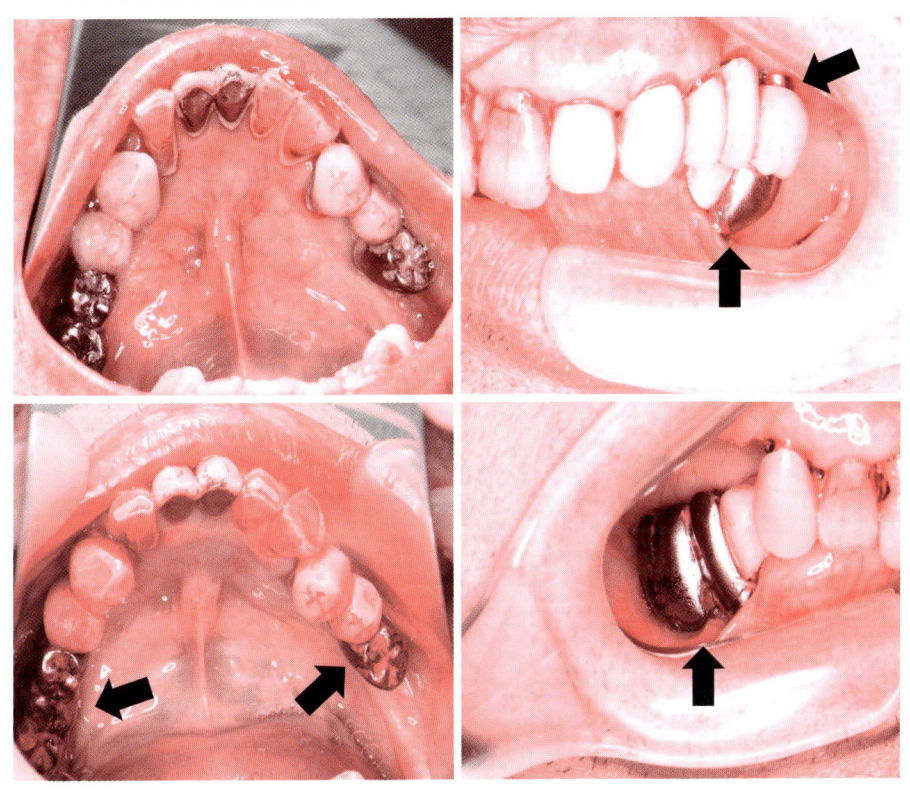

図3 寝たきりになった要介護高齢者の口腔内
　上下左右の奥歯にインプラントが入っています．セルフケアは不可能で汚染がひどくなっています（矢印はインプラント）．

文　献
1）渡邊裕，山根源之：地域医療連携と口腔機能管理〜病院完結型医療から地域完結型医療へ〜．8020財団会誌．8：72-77, 2009.
2）渡邊裕：超高齢時代の歯科臨床のあり方　地域連携と予後を想定した治療計画　疾患を考慮した歯科治療計画．日本歯科評論．69：61-70, 2009.

●コラム——咽頭および気管内吸引について
（制度と実際の吸引方法，注意点について）

　基本的には，痰の吸引は医行為に該当し，医師法等により医師，看護職員のみが実施可能とされています．一方，当面のやむを得ず必要な措置（実質的違法性阻却）として，在宅・特別養護老人ホーム・特別支援学校において，介護職員等が痰の吸引のうちの一定の行為を実施することが運用によって認められてきました．痰の吸引は口腔内，鼻腔内，気管カニューレ内とされ，在宅，特別支援学校，特別養護老人ホームのそれぞれの通知ごとで取り扱いが異なっていました（表1）．各通知では，本人との同意や医療関係者による的確な医学的管理，水準の確保，安全な体制の整備などが要件となっていました．しかし，こうした運用による対応については，そもそも法律において位置づけるべきではないか，グループホーム・有料老人ホームや障害者施設等においては対応できていないのではないか，在宅でもホームヘルパーの業務として位置づけるべきではないか等の問題が指摘されてきました．こうしたことから，痰の吸引等が必要な者に対して，必要なケアをより安全に提供するため，介護職員等による痰の吸引等の実施のための法制度の在り方等について，検討が行われてきました．

　そして平成24年4月1日より介護職員等による痰の吸引等の実施のための制度について「社会福祉士及び介護福祉士法」の一部が改正されました．これにより，介護福祉士および一定の研修を受けた介護職員等は，一定の条件のもとに痰の吸引等の行為を実施できることになり，他の医療関係職と同様に，保健師助産師看護師法の規定にかかわらず，診療の補助として痰の吸引等を行うことを業とすることができるとされました．

　介護職員等の範囲は，「介護福祉士」と「介護福祉士以外の介護職員等」とされ，一定の研修を修了した者を都道府県知事が認定することとされました．しかし，介護職員等が個人として認定を受けただけでは痰の吸引等はできず，「医師，看護職員等の医療関係者との連携の確保」等の一定の要件を備えた「登録事業者」に従事していなくてはなりません．つまり，これまでの個人契約的な不安定性が解消され，「登録事業者」が責任を持つことを規定したことになります．

表1　介護職員等による痰の吸引等の現在の取り扱い（実質的違法性阻却）

対象範囲	痰の吸引		在宅 （療養患者・障害者）	特別支援学校 （児童生徒）	特別養護老人ホーム （高齢者）
		口腔内	○ （咽頭の手前までを限度）	○ （咽頭の手前までを限度）	○ （咽頭の手前までを限度）
		鼻腔	○	○	—
		気管カニューレ内部	○	—	—

<「登録事業者」の対象となる施設・事業所等の例>
・介護関係施設（特別養護老人ホーム，老人保健施設，グループホーム，有料老人ホーム，通所介護，短期入所生活介護等）
・障害者支援施設等（通所施設及びケアホーム等）
・在宅（訪問介護，重度訪問介護（移動中や外出先を含む）等）
・特別支援学校
※医療機関については，医療職種の配置があり，痰の吸引等については看護師等の本来業務として行うべきであることから対象外とされています．

　一言で"痰"といっても，それにはだ液，鼻汁，狭い意味での痰（つまり肺・気管から排出される老廃物や小さな外気のゴミを含んだ粘液）の三つが含まれます．痰の吸引は，これらすべての分泌物を総称した広い意味での痰を吸引する行為を表しています．私たちは，鼻や口から吸う空気と一緒に，埃や多少の細菌も吸い込んでいます．吸い込んだ埃は，鼻毛などのフィルターを通してある程度取り除かれて咽頭から喉頭，気管に達します．気管の表面はせん毛をもった上皮とその上の粘液でおおわれ，気管の奥から喉のほうへ動くせん毛運動によって，異物をとらえた粘液を外に押し出そうとします．私たちは，鼻をかんで鼻水を鼻の穴から排泄したり，口からのだ液を吐いたり，痰をクシャミや咳などで口から排泄することがありますが，通常その量は少量で，ほとんどは無意識のうちにこれらの分泌物を胃の中に飲み込んでいるといわれています．しかし，何らかの原因で，勢いのある呼気や有効な咳ができない場合，また嚥下障害で胃の中に飲み込めない場合，痰が局所に溜まってしまいます．また，気管切開をされている人では，痰は気管カニューレや気管支，肺内にとどまりやすくなっています．このような場合，各種分泌物や痰が気道にたまって気道を狭窄し，窒息や呼吸困難をきたします．さらに痰の誤嚥をきたすと肺炎を引き起こし，さらに痰の量が多くなるといった悪循環を引き起こします．したがって，吸引装置を使って痰の排出を助ける必要が生じるのです．

　吸引には，鼻の穴から吸引カテーテルを入れる「鼻腔内吸引（図1）」，口に吸引カテーテルを入れる「口腔内吸引（図2）」，気管切開をしている方の場合には気管カニューレ内に吸引カテーテルを入れる「気管カニューレ内吸引（図3）」があります．痰の性状は，吸い込んだ埃や細菌の種類や量によって変化します．通常の痰は，無色透明からやや白っぽくて，やや粘り気があります．臭いはありません．細菌に感染している場合には，濁りが強く，黄色や緑色っぽく粘り気のある痰が多く出て臭いがすることがあります．アレルギーなどで分泌物が亢進しているときにはさらさらして量が多くなります．口や鼻，気管などに傷がついている場合には，血液が混じることもあります．感染で痰の粘り気が強いときや，体内の水分が不足している場合，痰が硬くなります．

　吸引が必要な病態や病気は，次のようなものが挙げられます．

- 反射的な嚥下や弱い咳き込みしかできない遷延性の意識障害や，高度の脳発達障害のある先天性疾患や脳性麻痺等の重症心身障害児，事故による脳外傷，脳血管障害や低酸素血症による重度の脳障害など
- 全身の運動機能とともに嚥下・呼吸機能も二次的に低下した寝たきりの高齢者，神経筋疾患以外のいろいろな病気
- 嚥下・呼吸機能を一次的に障害する神経・筋疾患として脳梗塞，脳出血，筋ジストロフィー等の筋疾患，進行期のパーキンソン病や筋萎縮性側索硬化症等の神経変性疾患

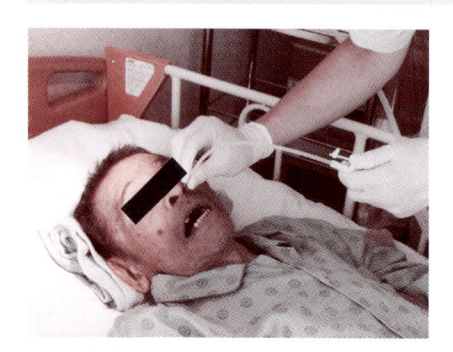

図1 鼻腔内吸引

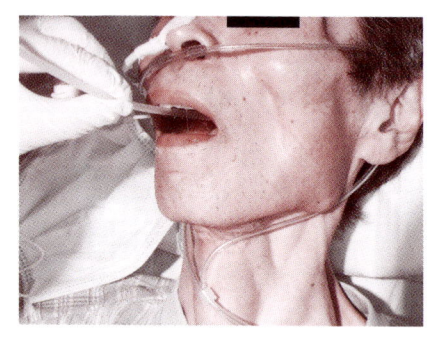

図2 口腔内吸引

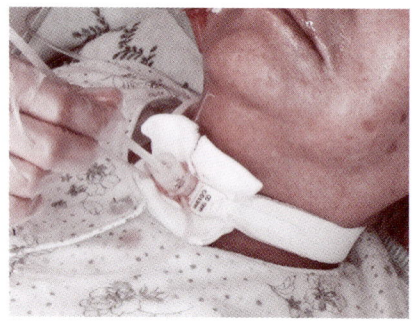

図3 気管カニューレ内吸引

　吸引は，痰やだ液などの分泌物が溜まったときに行います．痰やだ液などの分泌物は，食事や飲水の刺激，感染などが起きたときに多くなります．

　だ液が口の中に溜まっているときは，口腔内吸引が必要となり，上気道で痰が貯留している音がしたり，呼吸器のアラームが鳴ったり，酸素飽和度の値がいつもより低いときは痰が溜まって呼吸がしにくくなっていることが考えられます．このようなときは，利用者に吸引の実施を確認し，吸引します．吸引は時間を決めて行うものではなく，必要なときのみ行います．また，吸引が必要なタイミングや状態については，家族や医療者と相談しておく必要があります．

　吸引は，分泌物を取り除き気道を開放し呼吸を楽にしますが，苦痛が伴います．鼻腔，口腔内や気管内の粘膜は軟らかく，表面に細い血管が多く走っています．そのため，吸引カテーテルの刺激で傷つき出血することがあるため，挿入する部位や挿入する深さに留意する必要があります．また，気管内吸引を行っているときには呼吸ができないため，吸引時間が長引くと低酸素状態になりますので，表情や顔色，抹消血の酸素飽和度など十分に注意しながら行う必要があります．また，排痰法などを併用し，吸引回数を減らすことも必要です．

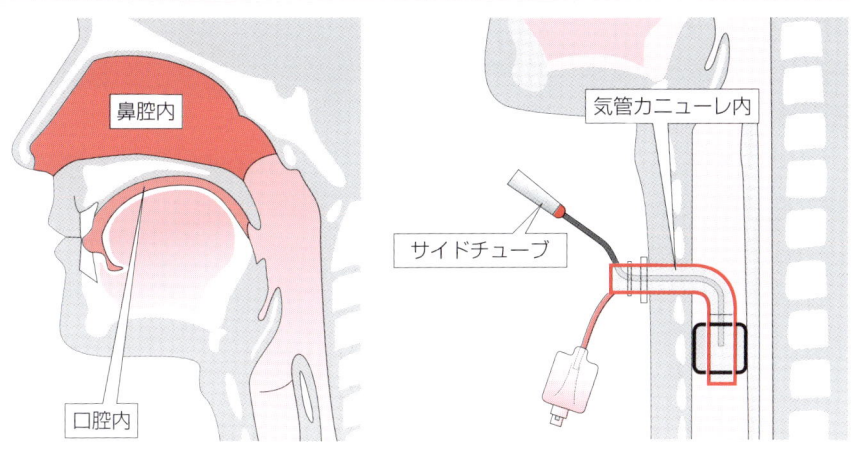

図4 介護職員等が行う吸引の領域[1]
　家族以外の介護職員が行える吸引部位：鼻腔内、口腔内、気管カニューレ内（カフ上吸引を行うサイドチューブも含む）．

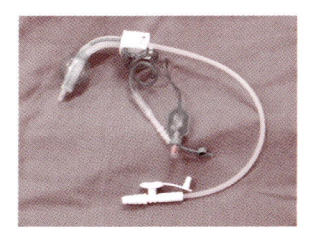

図5　気管切開用の気管カニューレ
　吸引用チューブは10cmほどしか挿入できません．

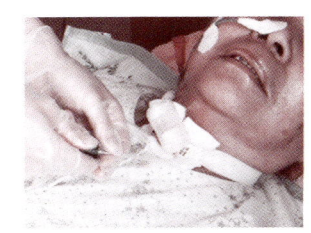

図6　サイドチューブからのカフ上吸引

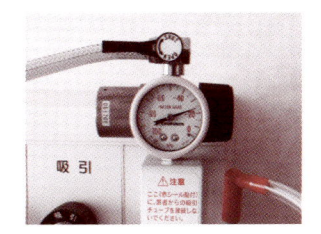

図7　吸引器の吸引圧（25キロパスカル）

　口や鼻，気管の中にカテーテルという異物を入れる行為は，汚染した手や器具などを使用して吸引すれば，細菌を口や鼻，気管に入れることになります．そのため，スタンダードプレコーションを順守し行うことが重要です．

　介護職員等が吸引できる部位は，鼻腔と口腔，気管カニューレ内と限定されています（図4）．咽頭は対象部位にはなっていません．また気管カニューレの先端を越えて気道内まで吸引カテーテルを挿入してはいけません（図5）．気管カニューレでカフ上吸引のためのサイドチューブがついている場合，ここからの吸引も行うことができます（図6）．気管カニューレ内吸引時間は最高で15秒です．呼吸状態によってはもっと短時間で行う必要があります．

　気道は，喉頭にある声帯を境にして，それより上の鼻腔・口腔・咽頭・喉頭を上気道，それより下を下気道と呼んでいます．上気道には常在菌が存在しますが，下気道は原則無菌状態です．したがって，鼻腔・口腔内吸引は清潔操作，気管カニューレ内吸引は，無菌操作となります．気管カニューレ内の吸引に用いた吸引カテーテルは，表面をアルコール綿などで拭いて鼻腔や口腔の吸引に用いることができますが，その逆は行ってはいけません．

吸引の前には石けんで十分に手を洗います．次に利用者に声をかけて，吸引をする意思を確認し，同意を得ます．次に吸引しやすい体位を整えます．体位の変更を行う場合も利用者に伝え，ゆっくりと行います．気管内吸引では，分泌物が飛び出すことがあるので周囲を汚染しないようタオルなどをかけておくとよいでしょう．

　吸引器の吸引圧（図7）は，口腔・鼻腔内吸引の場合は，20キロパスカル以下，気管カニューレ内吸引は，20～26キロパスカル以下が適切です．1回の吸引時間は，息をとめていられる15秒以内としますが，一度で取りきれない場合などは，呼吸が整ってから，再度行います．吸引中のチューブ内の痰の色や，吸引びんにたまった痰の量や性状，色を観察し，異常があれば，看護師や医師に連絡する必要があります．

　吸引に際して，介護職員等が医療者に連絡を行うべき目安としては次のような状態があげられます．

- 吸引をいくら行っても，だ液や痰等が引ききれず，利用者が苦しい表情を呈している場合．
- パルスオキシメーターで，酸素飽和度が90％以上にならない場合．
- 意識障害やチアノーゼがみられる場合．
- 吸引後人工呼吸器回路をつけたとき，いつもより気道内圧が高い状態で持続する場合．
- 介護職員等・家族ともに，いつもとは違う利用者の様子に不安を感じたとき．

　緊急時にそなえて，訪問看護ステーション，主治医，専門医など，緊急連絡先の順序を協議し決めておき，利用者のベッドサイドなどに掲示しておくとよいでしょう．

　最後に，吸引を必要とする利用者は，呼吸する力が弱っている方がほとんどです．他人から吸引してもらって呼吸を整えなくてはならないことに苦痛を感じています．吸引は時間を決めて行うケアではなく，必要時に行うケアです．吸引が必要な時を適切にアセスメントして，迅速に対応するべきですが，それに気がつかなかったり，準備に時間がかかったりして，利用者が苦痛を感じることもあります．呼吸が苦しくなり，命の危険さえ感じ，恐怖を感じることさえあります．また，呼吸の苦しさは主観的なものも大きく，吸引の手技によっては思うようなすっきり感が得られず，もどかしい思いをしていることもあるでしょう．このような利用者の思いを理解することが大切です．また，家族も利用者と同じように，不安を感じています．利用者の意思に気づかないようなケアや乱暴に見えるケア，手順の違いは，大きな不安を与えることになるので，十分な配慮が必要です．また，吸引の物品，カテーテルの保存の仕方などは，利用者によって様々です．事前に家族や医療者に確認しておくことが大切です．

1）平成23年度「介護職員等による痰の吸引等の実施のための指導者養成事業」委託，介護職員等によるたんの吸引等（特定の者対象）の研修テキスト，ピュアスピリッツ，2011年．

さくいん

■欧文

ADL　48, 57
CDC ガイドライン　95, 98
COPD　54
HbA1c　52, 53
HIV　48
MRSA　18, 48, 50
NCI-CTC　84
PMTC　100, 104, 106
QOL　57, 86, 108
VAP　75, 95

■あ行

アイスボール　84, 85
アズノール　82
アルツハイマー型認知症　70
意識レベル　57
イソジンガーグル　81
胃瘻　113
インプラント　121
うがい　3, 17, 18
嘔吐　89
オーラルジスキネジア　62
オーラルバランス　110
オーラルワイダー　16, 66
オキシドール　81, 98

■か行

介護保険　43
顎骨壊死　53
顎骨骨髄炎　53
カテーテル　127
痂皮　112
カフ圧　96
カフ上吸引　96
がん　78, 86, 111
肝炎　48, 53
カンジダ　59, 88, 89, 90
感染性心内膜炎　35, 51
緩和ケア　87
機械的歯面清掃　100
気管カニューレ　99, 125
気管カニューレ内吸引　125
気管切開　125
気管挿管　94
気管内吸引　124
起座位　63
義歯　59, 82, 88, 106
義歯性潰瘍　60, 107
義歯性口内炎　59, 106
義歯洗浄剤　81, 88
吸引　65, 98, 124
吸引圧　128

吸引カテーテル　127
仰臥位　63, 64
狭心症　51
居宅療養管理指導料　43
菌血症　35
グリコヘモグロビン A1c　52, 53
ケアプラン　43
経管栄養　67
経腸栄養　67
血圧　52, 57
血小板　54
血小板減少症　110
口角鉤　16
抗がん剤　79
口腔カンジダ症　112
口腔乾燥　82, 88, 90, 108
口腔機能維持管理加算　43
口腔機能向上加算　43
口腔ケア　4, 28, 32, 43
口腔ケアシステム　2, 103
口腔ケアスポンジ　2, 9, 11
口呼吸　110
口臭　61, 112
甲状腺機能亢進症　53
甲状腺機能低下症　53
口内炎　57, 79, 80, 84, 89, 90, 111
誤嚥　31, 64, 65, 90
誤嚥性肺炎　3, 31, 33, 35, 44, 59
呼吸　57
黒毛舌　61
骨粗鬆症　53

■さ行

座位　48, 63
残根　58
シェーグレン症候群　108
周術期口腔機能管理計画策定料　111
周術期口腔機能管理料　111
周術期専門的口腔衛生処置　42
主治医意見書　43
出血傾向　49, 57, 67
褥瘡性潰瘍　31, 48, 108
心筋梗塞　51
人工呼吸器　94
人工呼吸器関連肺炎　94, 95, 75
人工だ液　110
スケーリング　104
スタンダードプレコーション　49, 127
ステロイド　90
摂食・嚥下リハビリテーション　102, 103
舌苔　33, 60, 112
舌ブラシ　2, 12, 81
セミファウラー位　63, 64
洗口剤　18

全身性炎症反応症候群　74
前頭側頭型認知症　70
専門的口腔ケア　4, 75, 100, 103
側臥位　63, 64

■た行

体温　57
だ液　62
痰　124
知覚過敏　104
注水器　17
デンチャープラーク　106
電動歯ブラシ　3, 14, 35
透析　53
糖尿病　52

■な行

軟毛歯ブラシ　12
日常生活動作　48
認知機能　50, 57
認知症　31, 50, 55, 56, 70
ネオステリングリーン　81
粘液水腫　53
脳血管疾患　52
脳血管性認知症　70
脳梗塞　52
脳出血　52

■は行

肺炎　54, 71
バイオフィルム　33, 95, 103
敗血症　35
バイタルサイン　51, 57
白血病　54
バファリン　52
鼻腔内吸引　125
ビスホスホネート　55
ファウラー位　63, 64
変性性認知症　70
扁平舌　61
放射線治療　111
保湿剤　82, 90

■ま行

慢性閉塞性肺疾患　54
脈拍　57
メチシリン耐性黄色ブドウ球菌　48, 50

■ら行・わ行

ルートプレーニング　104
レビー小体型認知症　70
ワーファリン　51, 52, 55, 110

【編者略歴】

角　保徳（すみ　やす　のり）

1981年	東京医科歯科大学歯学部卒業
1985年	名古屋大学大学院医学研究科修了(医学博士)
1986年	名古屋大学医学部助手
1990年	名古屋大学医学部講師
	小牧市民病院歯科口腔外科部長
2004年	国立長寿医療センター先端医療部口腔機能再建科医長
2010年	独立行政法人国立長寿医療研究センター病院先端診療部歯科口腔外科医長
2011年	国立長寿医療研究センター歯科口腔先進医療開発センター歯科口腔先端診療開発部部長
2014年	国立長寿医療研究センター歯科口腔先進医療開発センターセンター長(〜2022年)

東京科学大学非常勤講師
松本歯科大学客員教授
岩手医科大学客員教授

新編　5分でできる口腔ケア
介護のための普及型口腔ケアシステム　　ISBN978-4-263-44373-6

2012年9月25日　第1版第1刷発行
2025年1月20日　第1版第4刷発行

編　者　角　　保　徳
発行者　白　石　泰　夫
発行所　医歯薬出版株式会社

〒113-8612　東京都文京区本駒込1-7-10
TEL.　(03)5395-7638(編集)・7630(販売)
FAX.　(03)5395-7639(編集)・7633(販売)
https://www.ishiyaku.co.jp/
郵便振替番号　00190-5-13816

乱丁，落丁の際はお取り替えいたします　　　　印刷・永和印刷／製本・愛千製本所

© Ishiyaku Publishers, Inc., 2012　Printed in Japan

本書の複製権・翻訳権・翻案権・上映権・譲渡権・貸与権・公衆送信権(送信可能化権を含む)・口述権は，医歯薬出版(株)が保有します．
本書を無断で複製する行為(コピー，スキャン，デジタルデータ化など)は，「私的使用のための複製」などの著作権法上の限られた例外を除き禁じられています．また私的使用に該当する場合であっても，請負業者等の第三者に依頼し上記の行為を行うことは違法となります．

JCOPY　<出版者著作権管理機構　委託出版物>

本書をコピーやスキャン等により複製される場合は，そのつど事前に出版者著作権管理機構(電話03-5244-5088, FAX 03-5244-5089, e-mail:info@jcopy.or.jp)の許諾を得てください．